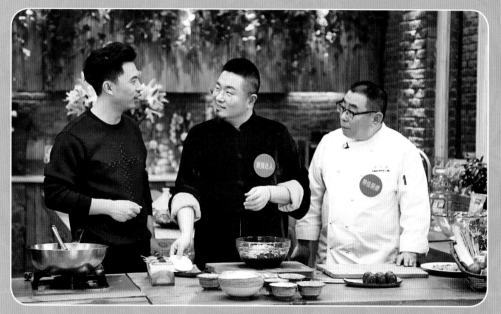

中央电视台录制节目

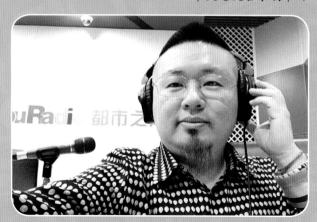

中央人民广播电台录制节目

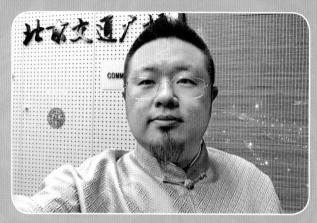

北京交通广播录制节目

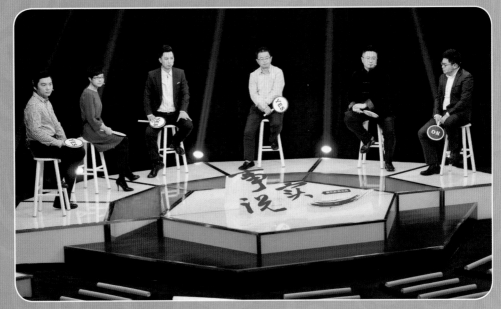

腾讯视频录制《事实说》栏目

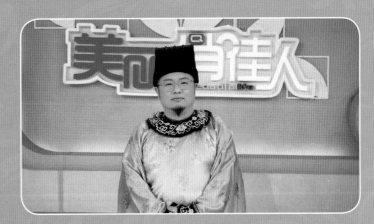

旅游卫视录制美丽
俏佳人栏目

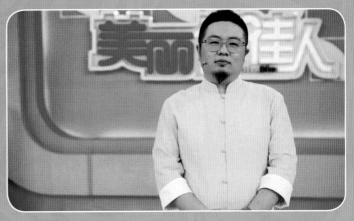

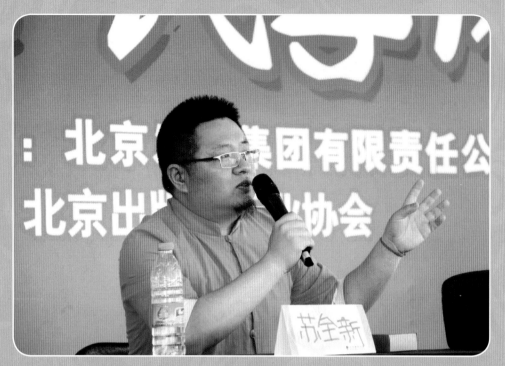

健康宣讲

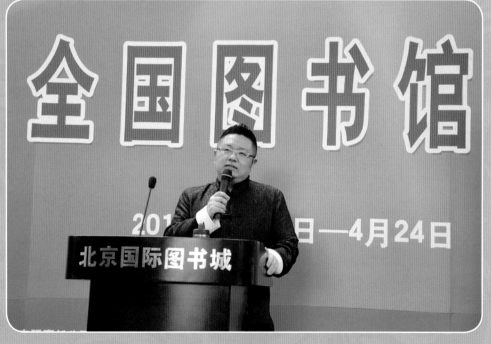

健康宣讲

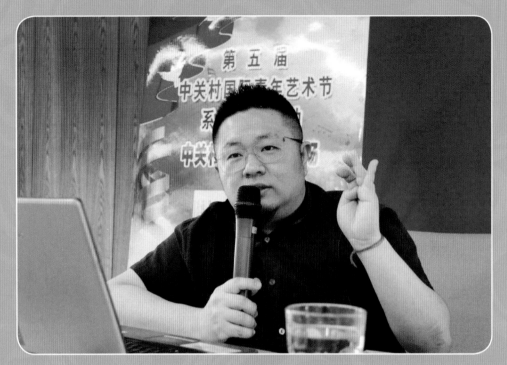

健康宣讲

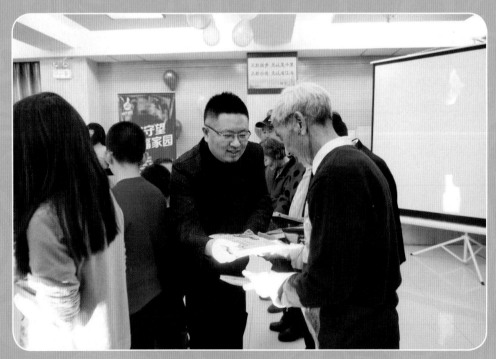

为志愿者颁奖

全家人的
小金方
疑难杂症一扫光

苏全新／编著

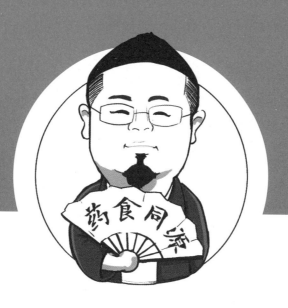

中国中医药出版社
·北 京·

图书在版编目（CIP）数据

全家人的小金方：疑难杂症一扫光 / 苏全新编著 . –– 北京：中国
中医药出版社，2017.8（2020.12重印）

ISBN 978–7–5132–4212–7

Ⅰ．①全… Ⅱ．①苏… Ⅲ．①验方–汇编 Ⅳ．

① R289.5

中国版本图书馆 CIP 数据核字 (2017) 第 109699 号

中国中医药出版社出版

北京经济技术开发区科创十三街 31 号院二区 8 号楼

邮政编码　100176

传真　010 64405721

河北省武强县画业有限责任公司印刷

各地新华书店经销

开本 710×1000　1/16　印张 14　彩插 0.25　字数 204 千字

2017 年 8 月第 1 版　2020 年 12 月第 4 次印刷

书号　ISBN 978 – 7 – 5132 – 4212–7

定价 39.80 元

网址　www.cptcm.com

社 长 热 线　010–64405720

购 书 热 线　010–89535836

侵 权 打 假　010–64405753

微信服务号　zgzyycbs

微商城网址　https://kdt.im/LIdUGr

官 方 微 博　http://e.weibo.com/cptcm

天猫旗舰店网址　https://zgzyycbs.tmall.com

如有印装质量问题请与本社出版部联系（010 64405510）

原创实用养生祛病知识

传承千年中医高贵品质

——当归中医学堂诚意力荐《全家人的小金方》

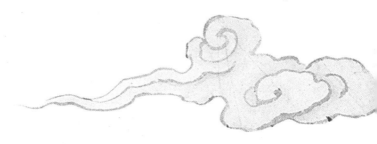

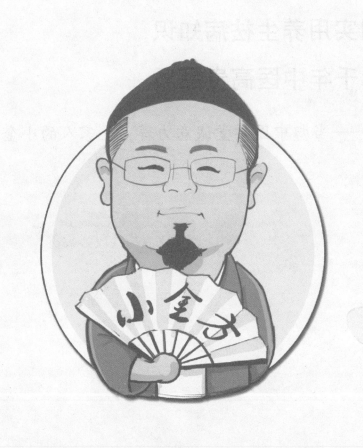

前言：小金方推开健康大门

时下人们对健康问题愈发关注，对医生的要求也越来越高。同行们时常慨叹，"神医"这个称呼并不是赞颂医生的技术，而是一个要求，要医生对患者的诉求给出神一般的解决方案！

经常有患者说："苏大夫，我不想吃药，也不想针灸，你可一定要把我治好呀……"望着患者充满渴望的双眼，我通常会为他们选用代茶饮、膏滋方、外治方、药酒方、食疗方等更便于患者接受的方法。很多患者试了后感觉很有效，他们常说："苏大夫，你开的小方子真管用，比金子还值钱，你这就是小金方呀！"据患者反馈，外地有的药店甚至把我开的预防感冒的方子直接抓给顾客，效果也还不错。

其实，在中医史的长河中，这类简便、安全、有效的小验方有很多，它们饱含了古人的心血，汇聚了中医的智慧。比如《御药院方》一书记载了很多宋金元时期的宫廷验方，其中有一个很简单的茶饮方可以美白祛斑。后来我就把这个方子推荐给了某位当红女影星，方子不仅帮她成功淡斑，还缓解了她乳腺增生的问题。记得我的恩师彭建中教授曾经仅用紫苏叶和番泻叶两味中药去治疗关格重症（相当于现代医学所说的尿毒症），并取得了很好的效果。

就在本书完稿前的一个月，一位38岁怀孕五个月的大龄准妈妈向我求助。她原本是乙肝病毒携带者，现体检发现转氨酶升高，她非常害怕会失去这个孩子。考虑到她是孕妇，我给她开了仅有四味药的"小金方"代茶饮，两周后患者的肝功能即恢复了正常。作为一名中医，能力越大，对社会、对老百姓的责任也就越大。一天诊治四五十位患者，这是小爱。如果把经验总结起来，出版成书，就能让成千上万的人受益，这便是大爱！

古有医学巨著名为《千金方》，今著小验方集，为向前人先辈致敬，起名为《小金方》，希望与大家一起分享，共获健康！

苏全新

2017 年 3 月 15 日

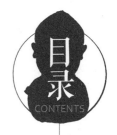

目录

CONTENTS

第五篇
感冒发烧，不上医院

第六篇
美容养颜，自己调出好气色

第七篇
"慢病"在家自己调

第八篇
小毛病，老偏方

第九篇
好"性"福，好"孕"来

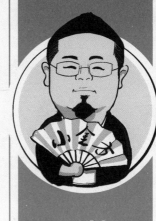

第一篇

用好金方，调好身体就是好福气

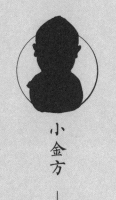

小金方

咱老百姓要常给自己"把脉"

说起把脉，您会说，这是大夫的技巧，我们平常老百姓怎么会呢？当然会！作为一个老百姓，家里有多少存款，厨房里有多少米，每个月的开销是多少，近期内会有什么大的支出，心里都会有个谱，这是我们在给自己的家"把脉"。所以我要提醒大家的是，要学会给自己"把脉"。自己的身体自己最清楚，关键是有没有往那个方面想。

清代有个名医叫周杓元，他在《温证指归·望色论》中有句名言，叫"有诸内必形诸外，观其外可知其内"。啥意思呢？对于大夫来讲，这句话的意思是，人体是一个有机整体，内外互相联系，机体内脏的变化必然由外表显示出来。中医通过望、闻、问、切四诊，依据体表的征象，由外测内，由表推里，从而诊察出病因病机和病位等，为治疗打下基础。

咱老百姓可以理解为，每种病都不是一下子得上的，都有个过程。在这个发展的过程中，身体就发出各种各样的信号，这个信号你是知道的。我有一次诊治一个50多岁得胃癌的人，我问他，你得胃病多长时间了？

他张嘴就说："我这胃年轻时候就不好，我年轻的时候开过一段时间出租车，经常吃饭没点，所以那时候我就经常感觉胃疼，不想吃饭，有时候还会恶心。"

"那你那时候怎么不治治？"我问他。

他说："都说胃病是老胃病，治不治都是那样，也就没有治。"

作为一名大夫，我心里跟明镜似的，刚开始的时候，他得的是胃炎。由于饮食不规律，饥一顿饱一顿，胃里就出现了炎症。胃炎是最轻的，如果不积极治疗，饮食还是不规律，急性胃炎就会发展成慢性胃炎，慢性胃炎再不治，就会出现胃溃疡，胃溃疡再不治就会出现息肉。啥是息肉？就是坏肉啊！大家想想，胃里经常出现溃疡，还长有息肉，时间长了一直刺激着，能不容易癌变吗？

每个人都最了解自己的身体，有些人会经常感觉气短，有些人会经常失眠，还有些人会经常感觉焦虑等，这都是"有诸内必形诸外"的信号。这时候就是蚂蚁在啃咬大堤，赶紧调治一下，小病就好了，大隐患就没了。

医圣张仲景：别以为药方简单就没效

中医的特色是什么？整体调理！中医的优势是什么？简、便、廉、验。什么是简？用药开方要简单，直治人的身心性命，绝不杂乱。便是什么？当然是方便，所以中医不光有汤药，还有针刺、艾灸，还有本书中提到的茶疗、膏方、单方等。廉，就是要便宜。古代可不像现代，交通便利，四通八达。古代人采药都要进大山，翻荒岭，非常难，所以给患者开药的时候要尽量节俭。验，当然就是有效的意思了。

这是中医的优势！但是现在看看身边，很多中医大夫没吃透杏林菁华，开中药大处方，一个方子二三十味中药，甚至更多，却未必能获得极好的疗效。还没有发挥中医廉验的优势，给患者带来了很大的经济负担。

中医几千年来，为什么会流传下来这么多小验方？就是因为它简单有效。比如受凉感冒了，用两根带须的葱白，三片生姜，熬成水加上红糖，温阳散寒通窍，喝上两三次就好了。还有肚子胀，不想吃饭，有时候还会恶心呕吐，取生姜10克，半夏7克，熬成水加红糖一喝就有用。这个小验方可有来头，医圣张仲景在《金匮要略》里就是用生姜和半夏来治疗呕吐的！

我在门诊中用小验方治好病的案例可以说是不胜枚举。有个朋友的妹妹，一受寒就头痛，还是剧烈的疼痛，到西医院花了六百多块钱做了个核磁共振，也没提示有异常。我仔细一问，原来这位女士特别爱美，夏天穿的都是露脐装、露背装，冬天为了美也穿得比较薄。我跟她说，这是感受风寒之邪了，中医们把这种病邪叫作"贼风"。风寒之邪到了身体里，人就会感冒、头疼、关节疼，还不容易被赶走。

"伤于风者，上先受之"，风邪最常伤到的就是头面部。而寒为阴邪，易伤阳气，寒性凝滞、收引，易致经脉凝结、拘挛，使气血不能畅通，不通则痛。我给她开的方子是二椒茶，辣椒500克，胡椒5克，茶叶10克，食盐适量。把辣椒、胡椒捣碎，茶叶揉碎。加上适量的盐，搅拌均匀后放到瓶子里密封15天，然后每天取15克左右泡茶喝。这位女士喝了一个星期之后，头疼就消失了。她说以后冬天会经常喝，感觉身体暖和和的，很舒服。

就是这样，小金效方治大病！

 ## 把自己的好身体调出来

在我们老家有句俗话，叫"歪脖树不倒，药罐子长寿"！我有一个老病号，特别信任我，在我这就诊已经十多年了。她今年已经七十多岁了，就是个典型的药罐子。这个老太太特别爱跟我打电话，这几天嗓子疼了就给我打电话："小苏，我最近嗓子疼，嘴里有味儿，你看我喝点啥？"我就赶紧把三花祛火茶的方子告诉了她，她也很快就到小区门口的中药店里抓了药回来泡水当茶喝。如果有哪几天老太太感觉天气干燥得防一防，要不然人容易生病，就准会给我打电话。我把雪梨膏这个膏方的做法告诉她，老人家准会上厨房鼓捣出一瓶雪梨膏来。就是这么个老太太，感觉身体一不舒服就想办法去调养，现在已经七十多岁了，身体仍然很硬朗。

相反，在咱们身边，经常见到有些人突然之间生一场病，人就没了，快得让人难以置信。所以，如果我们是身体不好的人，就要向歪脖树、药罐子学习。如果我们是身体好的人，也更应当多多调养身体。

其实疾病是什么？有人会说，疾病很凶恶，像狮子老虎一样。狮子老虎对大多数人来讲确实可怕，但是动物园里的饲养员却不觉得害怕。为什么呢？他们对它们很熟悉。疾病也是如此。我为什么强烈推荐大家多学点中医，多掌握点中医的小验方呢？经常调养身体，经常去了解疾病相关的知识，那疾病就不可怕了。那些很强壮的人为什么一生病就容易倒下？这类人容易得大病重病是一方面，还有一方面就是对疾病不了解比较害怕。身体强壮不代表心理强壮，不经常生病的人一生病，对疾病一无所知，反而会胡思乱想，越想越多，越想心气越弱，当然就容易一病不起。

经常调养身体的人，平时在饮食、起居上也都非常注意，这是特别难得的一点，而很多人容易忽视。我几乎每个星期都会遇到这样的患者，有的人什么都不注意，结果得了脑中风。有些人虽然又有高血压，又有糖尿病，又有高血脂，看起来是中风的高危人群，但是他们知道自己的身体有这样那样的病，清楚哪些食物能吃哪些不能吃，晓得哪种情况下要穿厚点而什么时候要穿薄点。

所以，我们要经常调养身体，这是一种健康的态度，只有保持这种健康的态度我们才会真正了解我们的身体，才会不惧怕疾病，我们才能把好身体调出来，才能长寿！

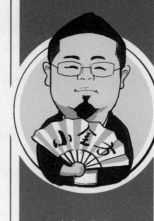

第二篇

健脾养胃清肠毒，巩固『后天之本』

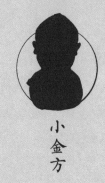

小金方

能吃能喝才是福，祛肚胀用姜夏茶

咱们在电视上经常会看到一些胖子在啃鸡腿、吃红烧肉，好像胖人的胃口都特别好。其实不然，有些胖人就吃不下东西或者吃得比较少，这多跟痰湿困脾有关。

王老板四十多岁，他说自己经常肚子胀，心里瓷实，有时候还会恶心、干呕。我让他伸舌头一看，舌苔又白又厚，跟刷上了一层涂料似的。问他，他说不太爱动，浑身没劲儿。

我给他开的方是姜夏茶，配方是生姜10克，半夏7克，红糖适量。

到药店买上几十克半夏也便宜得很，几块钱就可以搞定了。再去买点新鲜的生姜和红糖。回来先把生姜洗干净，用榨汁机榨成汁，然后把半夏加水煎上十分钟左右。半夏加水不要太多，您感觉自己一天可以喝多少水，就加多少水。把生姜汁和半夏水混合在一起，根据自己的口味加上红糖就可以了。您家里如果有保温的茶壶，就把它们倒到茶壶里，这样一天多次的喝完就可以，也可以早晚分两次喝完。

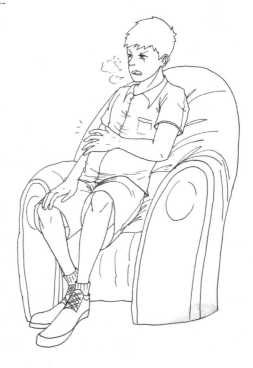

上面这道茶叫姜夏茶，对付肚子胀、吃饭不香、干呕、恶心等效果非常好。这个方子里，生

姜有辛香走窜之性，能温中暖胃。上面这类人不是肚子胀不消化吗？现代研究已经发现，生姜里面有姜辣素，能刺激胃肠黏膜，使胃肠道充血，消化能力增强。半夏最擅长的就是燥湿降逆，中医大夫治疗肠胃病离不开它，医典上也有很多以半夏为主的方剂，像半夏厚朴汤、小半夏汤等等。红糖在这里面当调味品，因为它本身也有暖胃的作用，还可以活血，促进气血运行。

上面这位王老板喝了一周，肚子就不胀了，也不干呕了。

他很高兴，非要请我吃饭，我说："还是少在外面吃饭吧，你的问题现在虽然解决了，但是以后还是要'管住嘴，迈开腿'。"

他听了连连点头。

胃是六腑的重要器官之一，什么是"腑"？腑就是"府"的意思，是房子，房子要定期通气啊，要不然就成监狱了，对人当然好不了，我们的胃腑也是这样！

千万不要小看慢性腹泻

现在慢性腹泻的人特别多，正常人一天解大便一两次就可以了，这类人得四五次甚至更多。中青年人出现慢性腹泻还好一些，年轻时身体可以吃一段时间的"老本儿"，大不了就是消瘦、没劲儿，但是会影响到交际和工作。老年人就不一样了，经常拉肚子容易导致身体缺水，血液的黏稠度增加，血流变慢，容易引发心肌梗塞、脑中风等要人命的病。

朋友老张今年43岁，找我去给他调治慢性腹泻。他说慢性腹泻对自己的影响太大了，平时跟人一块儿出去吃饭，一点凉东西都不敢沾。酒也不敢碰，跟朋友、客户一块儿出去吃饭，都没法跟人深交。自己的身体也很瘦，整天浑身都没劲儿，也没精力干活儿，总感觉少气无力的。自己现在上面有老父老母，下面孩子正上初中，花钱的地方多呢，真愁人，不知道有没有办法给调一调！

我告诉他，慢性病得慢慢调，不能急。这时候膏方的优势就发挥出来了，我给他推荐的是白术膏。药很简单，就一味白术，收膏用蜂蜜就可以了。

到药店去采购炒白术和蜂蜜各250克。回来把白术切成片，如果您买的白术就是片状的话就不用切了。将白术放到清水里过一遍，把脏东西去掉。然后把白术放到锅里加水，水要没过药物10厘米，用大火烧开后换成小火再煎，等药汁剩下约一半儿的时候关火，把药汁倒出来。再用同样的方法煎两次，然后把三次煎好的药汁混在一起用纱布过滤一下，就可以进行浓缩了。把药汁倒到锅里，大火烧开并不停地顺时针搅拌，您可以等到药汁剩下约800毫升的时候，把蜂蜜加进去，关火收膏。也可以等药汁剩下1500毫升左右的时候关火，然后把药汁静放上一夜，第二天您会发现锅内分了上下两层。上面有一层清水，把清水倒掉封藏底下的膏，白术膏就做成了。然后每天分早晚两次服用，在吃的时候用蜂蜜调服，吃个两勺左右就可以了。

白术健脾胃非常有针对性，医书上明确指出，它入脾、胃二经，主要就是治疗脾胃虚弱引起的慢性腹泻、身体消瘦、消化不良等疾病。《本草汇言》上面说得很详细，"白术，是扶植脾胃、散湿除痹、消食除痞之要药也。脾虚不健，术能补之；胃虚不纳，术能助之。"朋友老张吃了有一个月，慢性腹泻就止住了。

说到白术膏，还有一个历史典故。说是明朝有位官员叫邵宝，他有一个很独特的养生方法，即以白术蜜浸，常嚼食之，于是高龄而强健。他还写了一首诗来称赞白术的食疗功能，诗曰："医家白术重天台，郡守曾将蜜浸来。嚼罢不知香满室，桃花流水梦瑶台。"

如果您除了形体消瘦，有慢性腹泻之外，还经常感觉到中气不足，经常感冒、气短、精神不振，这时候可以在上面方子的基础上加入人参60克。人参可以培补元气，增强身体的免疫力，这就是有名的"参术膏"了。

胃里有溃疡，就喝陈皮枣茶

王先生因胃不舒服，就到医院去做了个胃镜。胃镜单上有个图，胃腔的内壁上发红，还有糜烂，很明显是胃溃疡。

我问他怎么不舒服了，他说饭量没以前大了，肚子胀，还经常打饱嗝，有时候还会胃疼。

我跟他说，你这溃疡肯定不止胃里有，十二指肠里应该也有。这是消化性溃疡，知道消化性溃疡是怎么来的吗？经常吃一些刺激性的食物，比如辛辣刺激的东西，这时候胃肠道里分泌的消化液就会远远超过黏膜防御所能接受的量。胃里的胃酸分泌太多的话，它就会反过来刺激胃，就容易形成溃疡了。这跟天上下雨是一个道理，地太旱了，下点小雨或中雨，树啊草啊就活了。但是如果下的是大暴雨，那反而会把植物给淹死。

千万别小看了消化道溃疡，时间长不治，它就会引发胃肠道出血、胃肠道穿孔，甚至是癌变。王先生了听了连忙问我怎么办，我说，现在病还不太重，但是一定要有防病的意识。回家可以用陈皮10克，红枣10枚泡茶喝。到药店买的时候，可以买一个月的量，把300克的陈皮买回来。枣可以到街上买，但是不要买太大的，像鹌鹑蛋大小就可以了。枣买回来以后先洗净晾干，然后把铁锅放在火上开小火，把枣倒入锅里，油什么的都不要加，不停地翻炒，等枣皮变黑的时候就可以了。

陈皮10克，红枣10枚是一天的量，您可以分两次或三次泡茶，把它们放在杯里加上开水，然后闷上10分钟左右就可以饮用了。

这个方子里，陈皮不仅可以健脾胃，还因它味芳香，可以起到比较好的理气效果。气行则血行，有利于通畅消化道以及溃疡的修复。大枣也归脾、胃两经，还有安神养血的功效。因为脾胃不好的人大都体倦乏力，大枣加陈皮不仅可以调脾胃，还可以补气血。另外，这里把枣给炒一下也是非常有好处的。因为大枣炒过后不仅药性更容易发挥，而且表皮被碳化，更容易吸附消化道里的有害物质，可以帮助排毒。

　　我还叮嘱王先生，这期间不要再吃凉的、刺激性的和不容易消化的食物了。

　　王先生连续喝了二十多天，消化道里就没有不舒服了。过一段时间他又做了个胃镜，发现溃疡也消失了。

专门排肠毒的大黄茶

　　有很多方子都是简单又实用，在中医院里流传得很广，但是外人不知道。大黄茶就是其中的一种。

　　现在大便不畅或是便秘的人特别多，其实解决的方法很简单，每天取生大黄3克泡水喝就可以了。生大黄很便宜，到药店就可以买回来，用开水冲泡以后，加上盖子闷上十分钟左右。感觉大便不通畅的时候泡来喝，喝上几天就可以解决问题了。

　　大便不通畅的危害特别大，大便不畅会脸上长痘、面色发暗，还会出现口臭，甚至会诱发心脑血管病和癌症。而大黄入脾、胃、大肠、肝、小肠和心包经，把的面非常宽，主要的作用就是泻热、通便、解毒。

　　大便其实是一种毒，如果经常大便不畅的话，这些毒素就会反复被肠道吸收。以前有个外科大夫跟我聊天，他说他有一次给一个大肠癌的患者做手术，把大肠一打开，整个手术室立刻弥漫着一股难闻的臭味儿。虽然大家都戴着口罩，还是被呛得受不了。通过这个例子，您就可以想象一下这些毒素有多厉害了。我推荐那些经常大便不畅或是便秘的人可以不时地喝些大黄茶，保持大便通畅，减少肠中有毒有害物质的再吸收。

　　关于大黄，还有个值得称道的故事，很是有意思。从前有个黄姓郎中，承袭祖业，擅长采挖黄连、黄芪、黄精、黄芩、黄根这五种药材为人治病，被誉为"五黄先生"。每年三月，郎中便进山采药，常借宿在山上农户马峻的家中，至秋末方才离开。马峻一家三口对他多有关照，于是郎中久而久之便与马家建立了深厚的感情。

而后有一年马家遭了火灾，房子财物都被烧光，马峻的妻子也被烧死，剩下爷儿俩伤心地住进山洞里去了。郎中费了很大气力才找到马家父子俩，他对马峻说："你带着孩子跟我一起采药吧！"于是他们终日相伴，以采药、卖药、治病为生。渐渐地，不识药性的马峻也熟悉了五黄药，有时郎中不在家，他也偶尔会学着帮人治病。

有一年夏天，一位身体虚弱，骨瘦面黄的孕妇，因腹泻来求医。恰巧郎中不在，马峻就把治泻的黄连错给成了泻火通便的黄根，结果孕妇服后大泻不止，不仅胎儿死了，还差点丢了性命。这事被告到县衙，县老爷立刻命人捉拿马峻，要以庸医害人的罪名治其罪。这时郎中赶忙跪在堂前，恳求县老爷判他的罪，说马峻是跟他学的医。而马峻心里更是难过，自愿领罪受罚。这样一来，县老爷反而十分敬佩他俩的情谊，想想这五黄先生也素有声名，而孕妇身体素来羸弱，孕期也短，就责罚两人赔孕妇一家一些银两，把他们放了。不过县老爷最后对郎中说："你那五黄药中的'黄根'，既然比其他四味药都厉害，应该改个名儿，免得日后混淆了再惹祸事。"郎中深深点头，回家便把黄根改叫"大黄"，以便区分，后来这名字就渐渐地传开了。

几年前，我发现已经有有远见的厂家专门做出大黄茶来卖了。不过人家做成商品，买的话价格自然就高很多了。其实用上面我说的方子泡出来喝效果是一样的，而且还便宜得多。

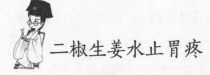

二椒生姜水止胃疼

2016年夏天，下午五点多的时候我正打算下班，突然来了个中年人，捂着肚子说自己胃疼，疼得受不了。我问他是不是吃什么凉的东西了，他回答说天太热了，下午回到家一身汗，就拿了半个冰西瓜吃了一通，没过一会儿肚子就开始疼了，一阵一阵的，频率还很快。

我赶紧跟药房的人说，抓生姜 15 克，胡椒 1 克，花椒 15 粒，放到锅里用大火熬 15 分钟，熬好了把药汁取出来让他喝。一刻钟后，药房的同事端了一小碗药汁过来，我就跟那个中年人说，用嘴吹着把这药汁慢慢喝完。

中年人喝了之后又过了近 20 分钟，他的胃疼就止住了，于是连连道谢。

二椒生姜水止胃痛的效果非常好，方子里的生姜性温，其特有的"姜辣素"能刺激胃肠黏膜，使胃肠道充血，消化能力增强，有效地治疗吃寒凉食物过多而引起的腹胀、腹痛、腹泻、呕吐等。吃过生姜后，人会有身体发热的感觉，这是因为它能使血管扩张，血液循环加快，促使身上的毛孔张开，这样不但能把多余的热带走，同时还把体内的病菌和寒气一同赶走。胡椒可以温中散寒，但是它是大温之品，不宜多用，所以这里只用了 1 克。花椒本身除了温中暖胃以外，还有止痛的作用。整个方子温中暖胃、散寒止痛，治疗胃寒胃疼的效果特别好。

胃疼是一种慢性病，如果您平时能喝一点白酒的话，也可以把 60 克桂花放到 500 毫升（就是一瓶）白酒中，密封浸泡，每天摇上一两次，一周后即可饮用。每天喝一次，每次喝上 10~20 毫升。如果是在胃疼发作期的时候，可以增加到每天早晚各一次。在这里用桂花泡酒是因为桂花暖胃散寒的效果也非常好。

吃了凉的东西后胃疼，说明胃的功能正在下降，这时候需要当心了。如果您不注意，一旦形成老胃病，那到时候就会反反复复的好不了，折磨您很久。

大蒜茶，专治急性肠炎

朋友小杨去年到南方休年假，回来后我们一块儿吃饭。我问他玩得怎么样，他说："别提了，一年就五天假，凑上前后两个周六周日，正好九天。本来想痛痛快快的玩玩，没想到到了那里水土不服，吃了一顿饭之后就开始拉肚子，天天净在宾馆里待着了。"

我当时说，这是急性肠炎啊，我教你个方子吧。10个蒜瓣切成片，加上一小撮茶叶，放到锅里加一大碗水，水烧开后再煮一两分钟，然后趁热频频服下，要不了半天就好了。

快立冬时小杨又给我打电话，说去媳妇老家，到了之后又拉肚子，用了我说的方子之后果然很快就好了。

急性肠炎是由细菌及病毒等微生物感染引起的疾病，是一种胃肠道的常见病、多发病，主要表现为腹痛、腹泻、恶心、呕吐、发热等，严重的话会引起脱水、电解质紊乱甚至是休克。大蒜中含有大蒜素等物质，具有杀菌和抑制病毒繁殖的功效，可以对胃肠道起到杀菌作用。但是，生吃大蒜会刺激胃肠道，所以煮过后代茶饮最好。而茶叶可以对肠黏膜起收敛及保护作用，减轻发炎和肠蠕动。另外，茶叶还可以兴奋中枢神经，使机体恢复正常的生理功能。

这个方子是个土方子，城里人很少用了，不过在农村还广为流传。

很多人出远门的时候由于吃不惯当地的饭而容易得急性肠炎，这个方子取材简单，而且效果很好很实用。

除了大人，小孩子也容易得急性肠炎。这时候可以找个苹果，把它洗干净后放在锅里蒸熟蒸软，然后削掉皮后给孩子吃。这个方子给那些刚得急性肠炎的孩子用效果很好，如果是婴幼儿的话，可以把蒸熟的苹果捣成泥，给孩子吃一点，效果也很明显。

 ## 过食油腻这样消食

我有位高中时候的老同学，因为那时比较胖，大家都喊他张胖子。前两天他带着他9岁的儿子来找我看病，原来孩子这两天不爱吃饭，还不解大便。我问他最近孩子是不是吃东西撑着了，张胖子不好意思地说，上周媳妇出差了，自己不想做饭，中午就让孩子自己买了汉堡包吃，晚上又带他去夜市吃，可能是吃撑了。

我当时笑他："你自己爱吃肉，还让孩子跟着学？"

笑归笑，问题还是要解决的。我跟他说，这不是什么大毛病，但是得赶紧治，不然一是会有内热，二是还容易伤脾胃，对孩子的身体不好。治法也很简单，去买点鲜山楂，再到药店买点陈皮。把山楂放炒锅里，用小火炒到表皮出现淡黄色就可以了。然后取山楂20克（把山楂用刀面压扁），陈皮5克放到茶杯里，开水冲泡，当饮料给孩子喝，一两天就好了。这个方子男女老幼都适合用。

同学第二天打电话过来，说孩子大便解下来了，也能吃饭了。

这个方子里，山楂消食健胃，尤其是对因肉食引起的消化不良的治疗效果非常好。而且炒过的山楂比生山楂的药性相对要温和很多，还更容易被吸收。而陈皮气味芳香，长于理气，可以推动胃气下降，帮助消化。

这是一个很简单又很实用的方子，中医院里很多大夫都知道，医生自己的孩子如果食积了，也多会用这个方子。但要注意，此方孕妇禁用。

五更泻，就喝止泻粥

有次坐诊，来了个五十多岁的老大姐，我问她怎么不舒服，她说自己慢性腹泻好多年了，反反复复的好不了。每天早晨三四点、四五点的时候，就想上厕所。特别是秋冬天，再冷都得起床去上，一点都忍不得，有时候起得晚了，还会拉一些到裤子上。

我跟她说："您这种腹泻叫'五更泻'，中医上又叫'鸡鸣泻'。腹泻比较轻的时候，跟脾胃有关，但是时间长了的话，那就会伤到肾。所以，五更泻多属脾肾两虚。对付脾肾两虚引起的五更泻，用山药、粟子熬粥喝效果非常好。"

山药150克，买的时候挑那种指头粗细的，不要买那种傻粗傻粗的。

当然，正宗的怀山药效果更好。做的时候把山药洗干净去皮儿，切成小块。加栗子20个，街上卖的炒过的栗子就可以。最后加糯米150克，糯米也叫江米，超市就有卖的。一起放到锅里，加适量的水熬粥就可以了，当然要注意多熬一会儿，把米油熬出来最好。

这个粥里山药的作用非常好，可以补脾、肺、肾，而且还是"平补"，吃多长时间都不会上火。

我说到这的时候那位老大姐插了句话："那倒是，俺家那里的人天天都吃山药，没见有谁上火的。"

板栗性味甘温，有养胃健脾、补肾壮腰、强筋活血的作用。它也是补脾补肾的好东西，药王孙思邈说："栗，肾之果也，肾病宜食之。"《本草纲目》中也说："栗治肾虚，腰腿无力，能通肾益气，厚肠胃也。""有人内寒，暴泻（拉肚子）如注，食煨栗二三十枚顿愈。"糯米的补虚作用非常好，在五谷里是养胃的首选。

那个老大姐听了说："我这就回去试试，反正这三样儿东西到处都是。"

我又叮嘱她："上面这道粥您熬得稠一些，熬个两三小碗就差不多了。早晚各吃上一碗。如果您不喜欢这种比较淡的味道的话，还可以加点红糖，红糖可以补血。其实这种食疗方很随心，您感觉对自己身体有好处就对了。"

大约有一个多月的样子，那个老大姐来找我说自己的慢性腹泻已经好多了。而且腰板好像也结实了，人也有劲儿了。

拉肚子不用上医院，厨房醋茶可解急

朋友老王晚上十一点多了跟我打电话，说他拉肚子，问买点什么药吃好。我说不用买药了，家里有茶叶的话，什么茶都可以，先把茶叶用个小纱布包好，把茶放到茶杯里用开水泡上5分钟，然后用筷子什么的把茶叶包夹出来，再把茶水和醋以5比2的比例混合均匀，不要太多，总共一小碗就可以了，趁微热的时候把它一口气喝完，就能止泻。如果不行的话再给我打电话。

晚上电话一夜没响，老王第二天给我打电话，说已经不拉肚子了。

上面这道茶叫醋茶，醋本身就有收敛止泻的作用。医书《会约医镜》中说，醋"治肠滑泻痢"。从现代医学上来讲，拉肚子跟细菌感染有关，醋可是细菌的一大克星，可以抑制细菌生长。而茶可以解毒、治痢。另外，人一拉肚子就容易没劲儿，茶还可以益力气。

这个方子对于一般的腹泻，尤其是夏季腹泻，效果非常好。一般来说，如果每天拉肚子四五次以下，都可以用这个方子。当然，如果拉肚子次数太多，最好还是要及时上医院检查治疗。上面这个方子是个民间的老偏方，不知道谁发明的，也不知道流传多少年了，但还是很管用。除了治拉肚子外，醋茶还可以缓解腹痛，帮助消化。喝完酒如果肚子不舒服的话，它还可以解酒。

脾胃决定寿命，饮食不化可用楂术膏

脾胃是后天之本，但是我很少跟人这样说。原因很简单，不是学医的，没几个人能真正明白它的内涵。所以一般我会跟人说："脾胃决定寿命。"

人的脾胃功能如果不好，整天被老胃病缠着，吃再好的东西身体也吸收不了。就好比你天天往银行里存钱，却都存到别人户头上去了。

现在，得胃病的人越来越多。刚开始有胃炎的时候不在意，不治就变成了慢性胃炎，慢性胃炎时还不注意，就有可能转成胃溃疡、胃息肉、胃癌了。

所以，当您的身体刚开始出现肚子胀、不消化、大便稀的时候，就应该尽快调理，不可儿戏。这时候，我常常会推荐膏方——楂术膏，原因很简单，膏方吃着方便，而脾胃病要慢慢调，急不得。

楂术膏的组方是山楂 500 克（到药店买的山楂，不是市场上卖的），炒白术 250 克，陈皮 100 克，甘草 60 克，蜂蜜 250 克。

上面总共就四味药，都是再常见不过的药了，到药店买回来就可以，价格也很便宜。把它们先用清水泡一两个小时，然后把草药捞出来放到锅里，加水要没过草药 10 厘米。开大火煎到沸腾的时候换成小火再熬 30 分钟。把药汁倒出来后再用同样方法煎两次，然后把三次煎好的药汁混在一起并用纱布过滤。再把过滤后的药汁放到火上用大火煎熬，期间要不停地顺时针搅拌，浓缩到约七八百毫升的时候，把蜂蜜加进去即可关火收膏。每天三次，每次两勺服用。

楂术膏消食健脾。山楂大家都知道，消食积的效果非常好，尤其是对付肥甘厚腻等肉食。《滇南本草》中说它"消肉积滞，下气；治吞酸，积块"；白术健脾益气，燥湿利水，主要对付脾虚食少、腹胀泄泻；陈皮，就是陈旧的橘子皮（当然是经过炮制后的）。它有辛香之味，行气作用比较明显，可以帮助吃进肚子里的食物和药物下行；甘草不仅可以调和药性，现代研究发现，它对胃溃疡还有修复作用。

这种膏我已经给数百位肚子胀、不消化的人用过了，普遍反响都很好，都说这膏方又简单又实用（孕妇禁用）。

再重复一下我的观点，脾胃决定寿命。如果说身体是革命的本钱，那么脾胃就是身体的本钱！

润内解口渴，喝参麦生津茶

赵先生走到哪儿，都拎个杯子。他跟我说，办公室里总共四个人，一桶桶装纯净水有一半儿都让他给喝了。在家里喝水也是，喝水喝得肚子发胀，还是感觉嘴里干想喝水。

这是阴虚火旺造成的，人体处在健康状态的时候阴阳是平衡的，这时候阴阳互生，也相互制约。可是当处于阴虚状态的时候，阴不制阳，就容易出现津液大伤的状况，在有些人身上会表现为口舌干燥。从根本上来讲，这是阴虚生内热，所以单纯喝水是没用的。这就跟坐在火炉上喝水是一个道理，必需釜底抽薪。

我给赵先生开的方子是参麦生津茶，方子是绞股蓝3克，生甘草1克，麦冬3克（4个），金莲花0.5克（4朵），北沙参4克。

这个方子里，绞股蓝清热解毒；甘草可以祛热邪，还可以健脾胃（不能喝了茶却伤了脾胃，那就得不偿失了）；麦冬滋阴生津，而且本身还有润肺利咽的作用，缓解口渴、咽干的效果特别好；金莲花也有清热作用，但是主要是清内热；北沙参也是滋阴药，本身还有补虚的作用。前面我说了，口渴总想喝水本身还是阴虚。这五味药加在一起，即可以养阴生津，又能凉血补虚。而且这几味药都很常见，也很便宜，买回来代茶饮，喝上几天就不会再经常感觉口渴了。

赵先生就是用这个方子，喝了六天，就把原来两年不怎么离手的杯子给放下了。

现在人生活压力大，阴虚火旺，饮不止渴的人特别多。很多人不把这个小毛病放在心上，有的人觉得每天多喝水也挺好的，有些人就感觉无所谓，其实这些想法大错特错。大家别小看了水，水跟平时吃的食物一样，对于身体来说都是异物。水喝多了，就会加重心脏和肾脏的负担。现在医学上提出一个新名词叫"水中毒"，意思是说，长期喝水过量或短时间内大量喝水，身体必须借着尿液和汗液将多余的水分排出，但随着水分的排出，人体内以钠为主的电解质会受到稀释，血液中的盐分会越来越少，吸水能力随之降低，一些水分就会很快被吸收到组织细胞内，使细胞水肿。会开始出现头昏眼花、虚弱无力、心跳加快等症状，严重时甚至会出现痉挛、意识障碍和昏迷。

所以说，别把口渴当小事，有很多大病就是因为还是小毛病时不治而把身体给毁了。

小小柿蒂，治好顽固性打嗝

很多人都以为打嗝不算是什么大毛病，那是因为没有发生在自己身上。记得有一次，我朋友去参加一个宴会，回来跟我说："真讨厌，饭桌上有个人隔几分钟就打个嗝，声音还特别大，弄得全桌的人都不想吃饭。"

有些人打嗝是短暂性的，比如说吃得太饱了，于是拍拍肚子，打上几个饱嗝，就很舒服。吃得太快了，或者吃辛辣的东西了，也会打嗝，但过了一二十分钟就不打了。但有些人就不一样，打嗝会"刹不住车"，打个不停，这类就属于顽固性打嗝了。

顽固性打嗝，与胃气不降，上冲咽喉有关。中医认为，胃气上逆的时候，容易嗝嗝连声。一般来讲，这与胃中寒邪凝滞有很大关系。胃"喜温恶寒"，如果胃里面有了寒，胃的动力就差了，胃气往下走走不动，当然就顺着食管往咽喉去了。这类人，问问他们，十有八九都会说还觉得胃里不舒服，不能吃冷的东西，还有舌苔发白，脉象迟缓等症状。

千万不要轻视打嗝，因为它反映出了你的胃里已经有寒邪存在的问题。如果你不去调理，时间长了胃疼、呕吐、全身乏力等等的毛病就都会来了。我常常跟一些找我看病的朋友说，有病要早治，无病要早防。顽固性打嗝你不管它，小病就会变成大病。

对付顽固性打嗝，我推荐的方子是柿子蒂5个，生姜3片，大茴香2个，每天用开水泡茶喝。柿子蒂在药店里就可以买到。如果是在秋天的话，买几个柿子，把柿子蒂抠下来也可以。生姜是家里常备的食材，调味效果很好。买回来的新鲜生姜，斜着切像大拇指那么大的三片就可以。大茴香在超市、食品店、药店里都能买到。以上这些材料，泡茶的时候把它们放进500~1000毫升的水杯里，然后加入开水盖紧杯盖，闷上十分钟左右就可以了。每天喝上两三次。

坚持喝上一段时间后，打嗝的次数就会越来越少，有的人会发现，在不知不觉中自己已经不打嗝了。

我在门诊上碰到过十几个顽固性打嗝的患者，让他们试了试这个方子，只有两个人说效果不明显，其他的人都说打嗝已经止住了，而且吃东西也香了，以前反胃的毛病也没了。

给您分析一下这个方子吧。柿蒂，就是我们常说的"柿子把儿"，它还有个好听的名字叫"柿钱"。中医认为它入胃经，有降逆下气的作用；生姜是个很好的药引子，具有祛寒、发汗、止呕、解毒等作用；大茴香是咱们老百姓平常家里用的调料，特别是炖肉的时候必不可少。具有散寒、理气、止痛的作用。现在研究也早已发现，大茴香里含有的茴香醚，能促进肠胃蠕动，缓解腹部疼痛，祛痰、止呕。

虽然治打嗝的方子很多，但是我这个小方子不仅可以治顽固性打嗝，还可以驱散胃寒。坚持喝上一段时间，您不仅会发现自己不打嗝了，胃里舒服了，胃口也比以前好上很多。也就是说，它针对的可是病根儿。另外，这个方子不但对付顽固性打嗝的效果好，它的出身也比较高。在中医古典书籍里有个名方叫"丁香柿蒂散"，出自元代名医罗天益写的《卫生宝鉴》。它的原方是丁香、柿蒂、青皮、陈皮各等分，研为粗末。每服 9 克，用水 220 毫升，煎至 150 毫升，去滓温服，不拘时。

在我开的这小方里，我把丁香这味药给去掉了。原因很简单，近来中药涨价，丁香变得特别贵。太贵的药，用着都心疼。将心比心，让患者负担那么重，我于心不忍。

小儿腹泻高发，热敷后喝冬瓜虾仁粉丝汤

我每天在门诊上，见到拉肚子小孩的次数是见到我家人次数的好几倍，一年四季都这样儿。看着小孩子因为拉肚子脱水而脸蛋发白，没有一点精气神，我也很揪心。我分析过，造成小儿拉肚子的原因很多。有的家长是一碰

到孩子生病就头晕，学历再高，地位再高，孩子一生病，智力马上变成零了，抱着孩子就往医院跑。但从来不主动想一想孩子为什么生病，有什么方法没有。

还有的家长是"实战"型的，孩子一拉肚子，家长会马上给孩子吃止泻药，这种做法有点"不分青红皂白"的味道。小儿腹泻有感染性腹泻和非感染性腹泻之分，像食物中毒造成的腹泻、痢疾多属感染性腹泻，这时候用一些止泻药是可以的。但是，门诊上发现约三分之二的患儿都属于非感染性腹泻，有受凉、吃得太多不消化等原因。这种时候，腹泻本身是一种生理反应，主要的目的是为了排出体内的毒素。这时候如果使用止泻药，反而对患儿是一种伤害，也可能会造成疾病的加重。

当然，如果完全不管它的话，孩子可能拉肚子会拉得更厉害，这时如果能用物理疗法帮孩子止泻当然是最好了。

像这一类腹泻，我建议家长把盐加热后用毛巾裹好，给孩子暖一暖肚子，很快就能把腹泻止住。我这里说的盐指的是粗盐，这东西很多人可能不知道上哪儿能弄到，其实在淘宝等网店上就可以买到一些。用棉布或者旧毛巾缝个袋子，装上两三斤的粗盐，这样盐袋就做好了。要用的时候放在微波炉里或者隔火加热至40度左右就可以用了。如果家长感觉盐袋太烫了的话，还可以在外面再包一层棉布，给孩子敷上二十分钟即可。

热敷疗法在中医中已经流传几千年了，近几十年来在现代医学中也备受推崇。其实我觉得，无论家里有没有小孩，粗盐袋都是少不了的东西。只要肚子里有寒，无论有没有拉肚子，都可以敷一敷。中年人坐久了脖子、肩膀疼，敷上三分钟，也马上就能缓解。老年人有关节炎、类风湿等疾病，每天晚上坚持敷一敷，也都可以缓解疼痛。

我已经把这个小方法告诉给数百位家长了，他们都说这个方法很好。有的家长还说，现在孩子的脾胃跟铁打的一样。

再说点题外话，小儿拉肚子的时候，很多家长会问我孩子吃什么好？

我知道家长为什么作难。孩子拉肚子时，脾胃本身就比较虚弱，吃得太好了不容易消化，稀汤寡水的又怕没营养。

其实，人体必需的三大营养物质就是维生素、蛋白质、碳水化合物。

把三样儿补够了，营养就到位了。

我给各位家长推荐一道家常菜——冬瓜虾仁粉丝汤。

做的时候，先把冬瓜切成小块，鲜虾剥壳，挑去虾线，用盐和料酒拌上。然后在锅内放少许油，下姜丝和葱段，煸出香味，倒入冬瓜稍微炒一下；加入水，将冬瓜煮至快熟的时候，放入虾仁和粉丝，稍煮后加盐调味即可食用。这道汤里面，冬瓜富含维生素，虾仁可以补充蛋白质。

"冬瓜虾仁汤"和"冬瓜炒虾仁"是很多家庭常做的家常菜，而我在这里面给加上了粉丝。为什么要加上粉丝呢？因为粉丝内富含碳水化合物，而且还比较容易被消化。人体必需的三大营养物质——维生素、蛋白质、碳水化合物，这道汤里都包含得非常全面。而且从中医角度来讲，整道汤具有解毒、利水、祛湿的功效，也比较清淡，利于消化和吸收。

这道汤做好，再配上点馒头、面条之类的主食，让孩子吃八分饱就可以了。

成年人拉肚子不会像小儿拉肚子那么频繁，但是一旦拉起来也不好受。这时候，可以取苹果一个，茶叶 5 克，盐 5 克。先将 500 毫升的水烧开，

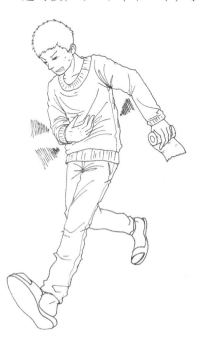

然后把苹果切成四瓣放入水中，煮约三分钟后加入盐和茶叶，然后关火再闷上几分钟就可以喝了。一般两三个小时之后就会发现腹泻已经减轻了。这个方子里苹果有涩肠健胃的作用，能止滑泻。另外，苹果中含有果胶、膳食纤维、苹果酸等成分，有抑制、收敛的特性和消灭病菌的作用。在苹果熬成汤后加一些盐一起喝，就像我们在生活中打吊针输液时输的生理盐水一样，主要的目的是为了补充腹泻时身体流失的水和电解质。而茶叶也是一味良药，中医认为茶叶具有收敛固涩的作用，且喝茶是我国人特有的一种习惯。

这个方子是一个全国名老中医的止泻方，非常管用。我听这个老中医说，他到柬埔寨去进行学术交流的时候，和一个议员一起到一个村落里。由于柬埔寨地处热带地区，当地的气候炎热潮湿，有很多人拉肚子。他就把这个方子教给当地的村民，很多人饮用以后腹泻都止住了。

敷脚心，治小儿腹泻

《九月九日忆山东兄弟》

唐·王维

独在异乡为异客，每逢佳节倍思亲。

遥知兄弟登高处，遍插茱萸少一人。

我上中学的时候就学过这首诗，但是不知道"插茱萸"是怎么一回事儿。后来学了医才明白，在唐代，到了九月初九重阳节的时候，大人要喝菊花酒，小孩子要戴茱萸做的香囊。而重阳节小孩子为什么要戴茱萸做的香囊？很简单，秋天是小孩子拉肚子的高发时节。重阳节戴茱萸香囊，其中一个很重要的作用就是用来防止小儿腹泻。

后来我就特别留意了一下用吴茱萸给小孩子治腹泻的效果。古人用它来做香囊，肯定是因为它管用。现在没了这个做法，也只不过是因为我们把这个传统给遗忘了而已。但是这文化遗产就跟埋在地里的文物一样，不管埋多久，挖掘出来就是宝贝。而我就发现，用吴茱萸治小儿腹泻可以说是简单有效又实用。

具体的方法是取吴茱萸6克，捣碎，用食醋调和成糊状，每晚用胶布贴附到脚心最凹处（涌泉穴），晨起去掉。而经过多年的经验总结，我还发现用吴茱萸敷过脚心后，再把大青盐用布包好，微波炉加热后温熨儿童的腹部，每次30分钟，每天1~2次，止泻的效果会更好。

吴茱萸很好买到，您在一般的中草药店、医院药房里都可以买到。大青盐如果不好买的话，可以网购一些。我觉得这些是家里的常备之品，不仅是小孩子，中老年人都会用到它。

我有一次碰到一个小儿腹泻的病例，留给我的印象非常深刻。一个年轻的妈妈抱着自己的孩子找我来给孩子看腹泻，我问她孩子拉肚子的一些情况，那个年轻的妈妈三言两语的还没说完人就哭了起来。她说："俺这孩儿才这么大一点，前阵子拉肚子一输液就输了两星期，手上扎的都是针眼儿，孩子的病却没好。大夫，您可不能再让孩子输液了。"

"儿是娘的心头肉"这话真是没错，再泼辣的女人一碰到自己的孩子就蔫了。我说："你别哭了，拉肚子又不是啥大毛病。你回去买点吴茱萸给孩子敷敷脚心儿，再用大青盐给孩子暖暖肚子，很快就好了。"

三天过后，那个年轻妈妈又来找我，反映说孩子已经不拉肚子了。我让她继续用大青盐给孩子敷肚子敷上一周。十天后，孩子痊愈了，胃口也变好了。

吴茱萸入肝、肾、脾、胃经，具有温中散寒、收敛止泻的作用。小儿腹泻多和脾胃虚弱、胃中有寒、脾肾阳虚有很大的关系，吴茱萸正是治疗小儿腹泻的良药。另外，如果你闻一闻吴茱萸，就会发现它有一股辛辣芳香的味道。中医上说它是"辛香走窜"，再加上它本身就有温热之性，因此止泻效果特别好。另外，从现代医学的角度来讲，小儿腹泻多由大肠杆菌感染所致，而吴茱萸里所含的吴茱萸碱，对大肠杆菌有很强的抑制作用。而把吴茱萸贴在脚心的涌泉穴上，是因为涌泉穴是肾经的一个重要穴位。小儿腹泻表面上来看跟脾胃虚弱有关，实际上，肾阳不足时会导致阳不化湿，而湿邪最容易困脾，所以这时就该选择脚底上的涌泉穴。

小孩子拉肚子的时候，您会发现孩子精神不振，身体虚弱，这时候身体的气血运行也会比较缓慢。用大青盐给小儿敷肚子，可以将热量输送到五脏六腑，加速气血运行。气血运行得快一些，人体自我修复得就快一些，就能加速疾病的痊愈了。

山楂加白糖，专治小儿肚胀

两三岁以内的婴幼儿其实跟小动物没什么两样，"吃饭不知饥饱，睡觉不知颠倒"。现在很多当爸妈的也是，总害怕孩子吃不好、吃得少，看到孩子吃得肚子圆鼓鼓的才满意。孰不知，很多疾病都是肚子胀不消化引起的，比如说感冒、发烧、拉肚子、呕吐、偏食、厌食等等。

有次我去一同事家里串门儿，同事的爱人做了几个菜招待我。其中有一盘炸鸡翅，同事的儿子才两岁，竟然一下吃了八个。中途我还委婉地提醒了一下，说："这小家伙儿怎么吃那么多啊，肚子能消化得了吗？"

同事的爱人丝毫不在意地说："平常他都是这样的。"

第三天一大早，同事就带着孩子来找我看病了。原来，孩子不吃饭了，嚷嚷说肚子不舒服。我用手在孩子的肚子上轻轻一按，真瓷实，这是肚子胀不消化了。

我跟同事说，回去弄一点生山楂，洗干后捣碎，取 15 克左右放到保温杯里，用开水冲上一杯，盖上盖子闷个 20 分钟后就可以喝了，喝的时候可以适当加些白糖调调味儿。当天下午，同事就说孩子的肚子不怎么胀了，也能吃东西了。

小儿肚子胀、积食，是中医上常说的小儿"脾常不足"。如果家长一味的让孩子多吃，时间长了，反而会导致食物停滞不化，脾胃功能受损。长期这样下去，有些孩子反而吃饭吃得少了，营养不良，面黄肌瘦，毛发枯黄稀疏，肚子膨隆，古代称之为"疳积"。

这就是所谓的"娇儿如害儿"。

山楂酸甘微温，入肝、脾、胃诸经，有消食积，化瘀滞之功。《医学衷中参西录》中说山楂"味酸而微甘，能补助胃中酸汁，故能消化饮食积聚，以治肉积尤效。"现代研究实验显示，山楂含黄酮化合物、多种三萜类化合物、柠檬酸、维生素 C、脂肪酶等成分。食之可促进脂肪分解，使肉食易于消化。一句话，山楂消肉食的效果比较好。

如果您的孩子夏天不想吃饭，或者吃米面食后不消化，这可能跟湿邪过盛，脾失运化有关，可以取神曲 15 克给孩子泡水喝。神曲善消谷食积滞，有健脾消食、解表化湿的作用。

还有的孩子吃面食后不消化，可以取焦麦芽 15 克，泡水给孩子喝。焦麦芽有健脾和胃、舒肝化滞的作用。研究结果也表明，麦芽中富含淀粉分解酶、转化糖酶、脂化酶、维生素 B 等，有良好的助消化作用。

焦山楂、焦神曲、焦麦芽，合在一起就是中医常说的"焦三仙"，这三味药中药店里都有卖。如果您不知道自己的孩子是吃肉食还是吃面食导致的消化不良，也可以焦三仙各取 5 克，泡茶或熬水给孩子喝。

鸡内金烙油馍，吃得香还不食积

现在有很多民间的好方子，却不被大众，尤其是年轻人所知，实在是可惜。我在这就跟您说一个烙油馍治食积的方，是我小时候就知道，现在却很少有人用的方子。

有一日我在行知堂医馆坐诊，一对三十岁左右的夫妻拉着孩子找我来看病。他们跟我说，娃儿（估计是豫南地区的人）两岁零四个月，吃东西老是积食。肚子经常圆鼓鼓的，晚上睡觉也不安生。

我跟他们说，别说是小孩子食积不舒服，大人食积也是这样。

男的就说了："您说的是，我有一回吃撑着了，三天都没缓过来。心口上就跟放了块儿砖一样，特别瓷实。"

"你们这是没管住孩子的嘴，光想了让孩子吃饱。其实孩子自己感觉吃饱的时候事实上已经吃撑了。首先得保证孩子吃饭只吃八分饱，这一点要是做不到，再好的大夫都没办法。其次，孩子食积了，就得给孩子治。要不然食积生内热，没感冒发烧也会拉肚子。这次回家以后，可以用鸡内金给孩子烙油馍吃。鸡内金就是鸡的砂囊内壁上那一层薄薄的金黄色的东西，药店里有卖的。或者你家里要是再吃鸡的话，也可以到市场上让人家给处理一下，把鸡内金给剥出来。把鸡内金晒干弄碎，回家烙油馍的时候掺进去，孩子吃上一两天就好了。"

两天后，那对夫妻又来了，说孩子非常喜欢吃这种油馍，已经不积食了。并保证说以后吃饭一定要让孩子注意一些。

油馍是金黄色的，黄色入脾，孩子当然喜欢吃了。关键是鸡内金，中医有"取类比象"之说，养过鸡的人都知道，鸡吃的都是麦粒、玉米粒、草籽，甚至还有小石块儿，为什么鸡的消化能力就那么强呢？古代的医家先贤们就去找，结果找到了鸡内金，由于它治疗消化不良的效果上佳，因此古医家用"金"来形容它的珍贵。上千年的中医实践也证明，鸡内金入胃、小肠经，健胃消食效果非常好。

另外，鸡内金还有软坚散结的作用。如果您有胆结石、肾结石，只要结石不是太大的话，也可以吃鸡内金来试一试。到药店里买一些鸡内金，碾碎后（有些中药店就提供中药磨碎的服务），每天早晚用开水冲上一勺，每次 5~6 克，饭后半小时服用最好。如果您不喜欢鸡内金的味道，也可以把它装到胶囊里然后吞服。很多人坚持吃上一两个月后，体内的小结石都会碎掉然后随尿排出。

自制"三皮饮"——祛湿有妙方

曾经有一位老中医，医术非常厉害。98 岁的高寿了，可是却在无意中摔了一下之后，因为压缩性骨折而卧床不起，然后很快就去世了。我得知这个消息之后感到非常惋惜，生活中很多人也是这样，小的问题没注意或是不知道是问题，就埋下了隐患，诱发了更大的疾病。

我有一次在门诊上碰到了 67 岁的秦大爷，他因头晕、头痛、肢体麻木、昏沉嗜睡到我所在的医院就诊，经检查诊断，被确诊为"小中风"。幸好治疗得及时，秦大爷的病情很快得到了控制。后来秦大爷跟我说，自己入院前曾经感冒了一个星期，期间还伴有恶心、发烧、呕吐等症状。

我听后告诉他，这就是造成小中风的诱因。因为湿邪犯体所以得了感冒，有恶心、呕吐等症状，后来就引发了小中风。

中医学上讲，湿邪是一种阴邪，它的性质是"重浊而黏腻"，如果是外感湿邪，就会恶寒发热、四肢困倦、关节肌肉疼痛；如果是湿浊内阻肠胃，就会胸闷不舒、小便不利、食欲不振、大便溏泄。总之，湿邪会诱发感冒，出现发烧、腹泻、胸闷等症状，并且间接地引发中风。

原因很简单，无论是感冒、发烧，还是腹泻、呕吐，人体的水分都容易因此而流失。例如，发烧的时候，人体体温升高，会丢失大量的水分，这时候血液黏稠度就会大大增高，容易诱发血栓的形成并出现脑梗塞。另外，还有些人在腹泻的时候，毒素会进入血液循环，使血管痉挛，这也会诱发冠心病、中风等疾病。

其实，现实生活中有很多食物都有祛湿邪的作用，如薏苡仁、莲子、赤小豆等等。冬瓜皮、玉米须也可以"变废为宝"，把这两样拿来每天熬水喝，利湿的效果也非常好。《本草再新》中就说，冬瓜皮"走皮肤，去湿追风，补脾泻火"。而玉米须不仅可以利湿，还有一定的降糖作用。

当然，如果您感觉体内的湿邪比较重的话，那就得专门调一调了。在中医典籍里有一个利湿的名方，叫"五皮饮"，它的组成是陈皮9克，茯苓皮24克，生姜皮6克，桑白皮9克，大腹皮9克，具有行气化湿、利水消肿的作用。这个方子里除了桑白皮、大腹皮常作药用外，陈皮、茯苓皮、生姜皮都比较常见，可作为食疗之品，如果有的人感觉自己浑身乏力、腹胀、食欲不振、胸闷不舒时，就可以选用这三样来熬水饮服，同样可以起到祛湿邪的作用。这三种药食两用的东西一般药店里都有，买的时候最好到信誉良好的正规药店里去买。原因无他，道地药材，效果最好！

买回来之后，用清水1000毫升泡上20分钟，大火烧开后换成小火再熬上15分钟。把药汁倒出来后用同样的方法再熬一次，然后把两次熬好的药汁混在一起。这样一来，一天的量就好了，装在保温壶里，代茶饮即可。

后来我把陈皮、茯苓皮、生姜皮组成的方子告诉了秦大爷，让他每天熬水喝。他喝了两周后，说自己感觉身体"轻松"多了。

这很正常的。湿邪的性质是"重浊"，把它从身体里赶走了，身体自然就轻松了。

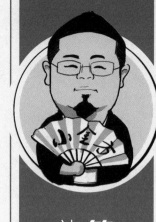

第三篇

补肾壮骨，身强骨壮身体棒

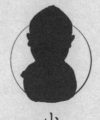

小金方

荞麦皮枕，改善颈部和大脑循环

有天晚上我跟人在电脑上聊天，高中同学小张说自己最近总是落枕，花了好几千块钱了，每次虽然都能治好，但隔一阵子就又犯了。我当时跟他说，落枕跟脖子上气血瘀滞有关系，去买点荞麦皮来当作枕芯弄个枕头，以后枕着它睡觉就不会落枕了。

小张问我为什么，我告诉他说，荞麦皮有活血化瘀、通窍安神的作用。另外落枕也跟睡觉的时候睡眠姿势不正确有关，荞麦皮枕有一定的硬度，塑形效果比较好，所以对预防落枕的效果也比较好。

小张第二天回去就买了点荞麦皮做了个枕头，以后睡觉再也没有落枕过。

我有一次坐诊的时候，还碰到过一个初二的学生，家长带着她来看病，我问她怎么回事，她说自己晚上失眠。我当时非常同情这个孩子，本来十几岁，正是能吃能睡长身体的时候，没想到竟然会得这种成人病。我给她也推荐的是荞麦皮枕头。因为有研究发现，荞麦皮富含芦丁和丰富的维生素，还有钙、硒、锌、钾、钠等多种元素。它还可以产生最适合人体吸收的远红外线，使头部微循环血流加快，有效改善脑部的供血供氧，可以活化脑细胞。再加上荞麦皮独有的芳香之气，不仅会使人很快入睡，而且还能使睡眠质量大大提高。如果睡在一般的枕头上要睡七八个小时大脑才能休息过来，在荞麦枕头上可能只要睡五六个小时甚至更短的时间就可以了。

我很关注这个学生，一周后我还专门打电话问她现在睡眠怎么样了。她说非常好，现在睡得很香，而且早晨起来脑子很清醒，再也不像以前那样老感觉没睡够了。

此外，对于那些平时工作比较繁忙，或是整天都感觉脑袋昏昏沉沉的人来说，荞麦皮枕头的治疗效果也非常好。针对三高人群，荞麦皮枕头还有疏通血管、降血压、降血脂、降血糖的治疗作用，预防心脑血管疾病的效果也非常好。还有很多老年人有耳鸣的毛病，也可以试一试用荞麦皮做枕头。

骨质增生一贴灵

我一个同学的妈妈吕阿姨，关节疼来找我看病。她说自己膝关节长"骨刺"了，现在关节疼，行动不方便，看我能不能想办法给"磨"掉。我听了笑了，骨刺是民间的一种叫法，它本身根本不像根"刺"。实际上这是一种骨质增生症，是由于构成关节的软骨、椎间盘、韧带等软组织变性、退化而导致了关节变形。中医上来看，骨刺属"痹证"的范畴，也叫"骨痹"。

出现骨痹的时候，就得早点治，要不然慢慢的活动受限了，走不成路，生活质量也会大大下降，再不管它到时候就得天天坐轮椅了。

所以，骨痹出现的时候，切不可不当回事儿。以前我在中医院实习的时候，跟着骨科的一个老大夫坐诊。他有一个方子，是个外敷方，治疗骨痹的效果非常好，操作也很简单。取等量的仙人掌、鱼腥草，把它们洗干净后放在一起捣成稀糊，敷在膝关节上，然后用纱布固定好。春、秋、冬三季的时候，还可以戴上护膝。每天早晚各换一次，敷个15天左右就会发现症状明显减轻了。

吕阿姨回去敷了15天，膝关节的疼痛大大的减轻了，行动也不受限了。她问我这病能不能除根儿，我说，这是一种退行性的病变，就像羊圈里的羊让狼叼走了一样，被叼走的回不来了，但我们还可以把羊圈加固一下，不让羊再丢了。

吕阿姨说她明白了，就是以后得把膝关节保护好，不让病情再发展了。

这个方子里，仙人掌治骨质增生非常对症，它清热、舒筋、活络、散瘀、消肿，还可以止痛。古代人有跌打损伤，都会用到它；鱼腥草则清热消炎，促进膝关节部位肿痛的消除。

如果您有泡脚的习惯，还可以买两瓶陈醋来泡脚。不用买太贵的，一两块钱的陈醋就行，再加一点水，放一颗带须的大葱，一同放在火上烧开。端下来以后，先用热气熏一熏膝关节，或是用热毛巾蘸水，敷一敷膝关节。等水变温的时候，可以一边泡脚，一边把水撩到膝关节上洗膝关节，也有活血通络的作用。

痹证从中医上来讲其实就是经络不通所致，也比较难除根。因此这两个方子无论您用哪个，都最好坚持半个月以上以巩固疗效。

洗用威灵仙，祛除足跟痛

有一年四月初的时候，医馆到农村去举行送医送药活动。村子里有个姓姜的老奶奶，说她的足跟疼了三个多月了，右脚脚后跟不敢沾地，现在得天天杵着拐杖才能行走。我上前去看了看，姜奶奶的脚后跟不红不肿，但轻轻一按就疼。

这明显是足跟痛，医学上叫跖筋膜炎，是由于足跟的骨质、关节、滑囊、筋膜等处病变引起的疾病。它是一种无菌性炎症反应，所以用中医来整体调理的效果比较好。我跟老奶奶说，人的骨头其实跟树皮差不多，刚开始都是光溜的，但是年轻的时候如果不注意，磕着碰着了，或者站时间长了，脚后跟就会受伤，就跟有人在树上面划一下碰一下，树皮就会起疤起疙瘩一样。年老的时候气血再一不通畅，就容易出现足跟痛。

出现足跟痛的时候，可以用威灵仙泡脚洗一洗。威灵仙是一种中草药，取50克，加上2000毫升水，煮沸后换成小火再煎上半个小时。药汁煎好后，倒入洗脚盆里，再加入50毫升陈醋。水比较烫的时候可以

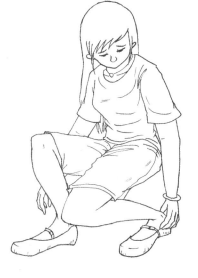

开始撩着洗脚后跟，等温度降低了一些，水温适宜的时候，再把脚放到药汁中泡脚。每天晚上泡上四十分钟左右，连续泡上十天。

我对这位老奶奶非常挂怀，十几天后打电话问她，她在电话里说现在已经不疼了，也不需要用拐杖了，我很是为她高兴。

这个洗脚方里，威灵仙的主要功效就是祛风除湿、通络止痛，治疗风、寒、湿引起的"顽痹"的效果尤其好。《唐本草》中说，威灵仙"腰、肾、脚膝、积聚、肠内诸冷病，积年不瘥，服之效"。醋大家都很熟悉，其散瘀的效果很好，可以让脚后跟部气血通畅。威灵仙熬水治足跟痛也是个老方子了，中医院里的大夫大多都知道。

桑枝煎，祛除风寒湿痛

我上大学那会儿，经常参加社会实践活动。记得有一次是去大山里采药。到了地方之后我发现，由于山里比较潮湿，当地的山里人有人有关节炎、类风湿之类的风寒湿痹的时候，就会经常用桑枝熬水来洗患病部位，或者是用桑枝熬水来喝。那天回家后，我还专门翻书查了一下，原来桑枝是有祛风舒筋的作用的。桑枝祛风湿，利关节，行水气，治风寒湿痹，四肢拘挛。

由于我自己经常制膏，所以对膏方关注的也比较多。后来我在翻看《圣济总录》的时候，又发现了用桑枝做的膏方——桑枝煎。这个方可以说是取材简便，效果明显。如果近郊有桑树的话，就可以折一些桑枝，不用太多，约1000克即可。拿到桑枝后，切成小片或小段，加上约2000毫升的水，大火烧开后换成小火再熬上半小时左右。等药汁剩下约1000毫升的时候，把桑枝捞出来，再加入500克蜂蜜搅拌均匀就可以收膏。每天早晚各服一勺，用开水空腹冲服。

朋友老李患有骨性关节炎，每到降温的时候他的膝盖就开始疼，比天气预报都准。即使戴着厚厚的护膝，但是他还是感觉膝关节发凉。我就让他熬桑枝煎制膏来每天服用，把熬过的桑枝加上半脸盆的水，放火上烧开然后用桑枝液洗脚。洗脚的同时，还用沾了桑枝液的湿毛巾来敷膝盖。大约一个月之后，他就感觉膝盖不再发凉了，疼痛也减轻了很多。

如果您平常可以喝上两盅，或者说实在找不到桑枝的话，市场上还有卖桑枝酒的。您可以买上一两瓶桑枝酒，回来每天晚上喝一两半两的，也有通利关节的作用。

就像核桃补脑子，是因为核桃的样子与大脑很像一样，符合古代的医家们所说的"以形补形"的概念。桑枝利关节，正符合中医的"以枝治肢"之说。

向日葵底盘，治三叉神经痛的奇药

每年十月份的时候，经常会见到有老农骑着自行车，车后架两边挂着两个大篮子，里面摞着一盘盘的向日葵。每到这个时候，我都会去跟人家买上两盘。葵花籽的好处可不少，含有很多不饱和脂肪酸、维生素和微量元素不说，吃一点还可以增强记忆力，缓解失眠。还有每次吃完葵花籽后留下的向日葵底盘，我也从来不扔掉，把它晒干后包起来放好又有妙用。

这得说到有一次，我在门诊上看病的时候来了一个老太太，她说自己左边半个脸有时候会疼得很厉害。疼痛来得很快，疼起来跟刀割一样。这三年来反复发作，折磨得她死的心都有了。虽然一直在吃卡马西平，但是效果也不是很好。我一听一看，总结出老太太是以在头面部三叉神经分布区域内有骤发骤停，且难以忍受的闪电样、刀割样顽固性疼痛为主要症状。

我告诉她："阿姨，您这是三叉神经痛。"

老太太听了很吃惊："大夫，您说我这不是牙疼？"

我郑重地点了点头。老太太听了张开嘴，边给我展示边说："以前我去看病，人家说我是牙疼，牙根儿发炎了，得拔牙。你看看，我的牙都被拔了三颗了。"

我一看，可不是吗，左下侧的一排里缺了几颗牙。

我跟她说，三叉神经痛很容易被误诊成牙疼。这个病可以试试一个单方，就是拿向日葵的底盘，有巴掌大小即可。切成小块，先用清水洗一遍，然后加 1000~2000 毫升的水（因为身体每天需要的水大约就是这么多，这是一天的量），在水里煮上二十分钟。煮好的水，把它拿来当茶喝，连续喝上一个月。当然，您也可以根据自己的喜好，适当减一减。我认为喝水也是一种感觉，不想喝水说明身体不需要那么多。

当然，还有一点得注意：不能生气不能着急。原因很简单，三叉神经疼这种病，虽然发病原因到现在还不清楚，但是医学界公认"精神刺激"是一个"扳机点"。

老太太听了连连点头。

一个半月之后，老太太面带着笑容又来找我了，说三叉神经痛再也没有犯过。她还说："这北京城里的专家水平就是不一样。"

我笑了笑，又叮嘱她说回去之后得把牙给补一补。老年人脾胃功能很重要，是后天之本。牙口不好吃东西就不均匀，会造成营养不良，影响寿命。老太太听了说："您说啥我都听，您医院有口腔科吧？我现在就去补！"

三叉神经痛，多跟肝郁气滞，郁久化火有关，向日葵花盘归肝经，有清热化痰、凉血止血的功效。这方是我十多年前无意中在一本中医权威杂志上发现的。后来我查了一下，这是一个流传了上千年的小单方。我以前给人治三叉神经疼的时候，喜欢用针灸。但是知道这个方子以后，在给患者针灸的时候也会顺便告诉他们这个小单方，绝大多数人用过之后都说有效。

腰酸背疼，学学猫伸懒腰

我有一次在一本医学杂志上看到，西方的医学专家发现一种仿生运动，即模仿猫拱腰的动作，趴在床上，撑开双手，伸直合拢双腿，撅起臀部，像猫儿拱起脊梁那样用力拱腰，再放下高翘的臀部。反复十几次，就会感觉全身气血顺畅。如果腰酸背疼，进行体力活动时背疼，或是整天久坐久站感觉腰背僵硬的话，可以在清晨起床的时候做十几次。操作后疼痛、僵硬消失，整个人也会神清气爽。

当时我就想，这种动作其实跟中国五禽戏中的"虎戏"很像。虎戏是"目光炯炯，摇头摆尾，扑按，转斗，表现出威猛神态，要刚劲有力，刚中有柔，刚柔并济"。

其实，猫跟老虎本身就是一个科的。西方学猫伸懒腰，而虎戏是中国传统的锻炼方法，两者虽然看似不同，其实有异曲同工之妙。

32岁的小张，是一家婚庆公司的员工，每天经常要干搭台子、搬运婚庆用品之类的活。有一回连续忙碌了一个月之后，就感觉腰疼。到一家大医院去拍了个磁共振，花了一千八百多块钱，也没查出有什么事儿。当时我给他诊治的就是腰肌劳损，可以学学猫伸懒腰。小张每天清晨起床做这个动作20次，十多天后腰就不疼了。他说感觉自己好像精力还变得特别旺盛。

我回答说那当然了，神者，伸也。全身舒展，精气神就来了，精力怎么能不充沛呢？

两招缓解"鼠标手"

30岁的小王某天得了"鼠标手"，右手没办法握鼠标了，一握就手指酸疼。当时他没放在心上，结果到了第三天手指都伸不直了。

我教了他两种简单的动作，让他回家去做，同时叮嘱他先不要用鼠标。这两个动作的操作如下。

1. 手指伸展：双手在胸前合十，五指尽量张开，保持30秒左右，然后放松。重复3~5次。

2. 手指按压：一只手臂向前自然伸直，手掌直立，指尖向上。另一只手捏住四指指腹，轻轻向后拉伸，姿势保持30秒左右，然后放松，注意要量力而行。做完一侧后再做另一侧，每侧做3~5次。

当天上午和下午他各做了一遍，第二天上午就好多了。虽然还有点疼，不过右手的五指已经能伸展和活动了。第四天他打电话过来，说已经好了。

我说，平时用鼠标比较多的话，即便是没有鼠标手也可以多做一下上面的锻炼，有很好的预防作用。

"鼠标手"通俗的讲就是"腕管综合征"，是指人体的正中神经，以及进入手部的血管，在腕管处受到压迫后所产生的以示指和中指僵硬疼痛、麻木，拇指肌肉无力感为主的症状。由于现代很多人每天都长时间的接触和使用电脑，上网一族多数每天都重复着在键盘上打字和移动鼠标的动作，手腕关节因长期反复和过度的活动，导致了腕部肌肉或关节麻痹、肿胀、疼痛、痉挛，就会形成鼠标手。

对付鼠标手，还有两个方法。

1. 模拟弹钢琴：将五指张开，并将手置于水平面上，每次抬起一根手指，慢慢加速。然后换另一只手，来回做练习。练习时找到一定的节奏，并试着尽可能地做得又快又久。

2. 揉搓纸团：用一只手把纸搓成一小团，把纸拉平后再重复。

锻炼也是防病的一种很重要的方法，因为很多病都跟平常缺乏锻炼有关。

小儿多汗，试试蚕砂枕

同学家的孩子乐乐半岁了，长得很讨人喜欢，但是却有个毛病就是爱出汗。夏天天气虽然很热，但是一般人都没出汗的时候，乐乐却浑身出汗。把手放在孩子的头上摸一下，就是一手的汗。同学说，不知道孩子是不是热着了，也不知道睡觉开空调是好还是不好。开了害怕孩子冻着感冒，不开看着孩子出一身汗又怕孩子难受。

我说这好办，去药店买点蚕砂，给孩子做个小枕头，枕几天就好了。蚕砂非常便宜，做个婴幼儿用的小枕头估计也就十几块钱。

同学回去就做了个枕头，孩子枕了差不多十天，汗出得越来越少，最后就不怎么出汗了。

蚕砂其实就是蚕拉出来的粪便，蚕的粪便硬硬的，绿豆的大小。由于蚕吃的是桑叶，桑叶有清热的作用，因此蚕砂性微凉，本身有清热的功效。而且蚕砂的吸汗能力比较强，透气性比较好，再加上蚕砂可祛风降湿，和胃化浊。因此，婴幼儿用蚕砂枕，可以凉爽止汗，祛暑退火。

用蚕砂做枕头，这里还有另外一层原因。蚕砂的味道是一种淡淡的清香，闻起来很好闻但绝对不刺鼻，很有助于睡眠。

其实，不仅是小儿多汗，蚕砂本身有清热、祛风、和胃的作用，因此还可以预防小儿呼吸系统感染、食积等疾病。

蚕砂还有消除风寒湿痹的作用，因此，有颈椎病、肩周炎、类风湿等疾病的中老年人，也可以枕蚕砂枕，在无形中缓解病情。大家用蚕砂枕的时候要注意，蚕砂枕芯不能洗，也不能暴晒，晾干就可以了，但是枕巾和枕套要常洗常晒常换。

人老了更要有"骨气"，老年骨质疏松的粥疗法

老方挂了我的号，指明要我给他调调，千万别让他得骨质疏松。我问他怎么回事，他说他一个相识多年的朋友，一天早晨提桶水，一用劲儿，就听见腰椎那个地方轻轻响了一下，当天就躺在床上起不来了。被家人给送到医院以后，发现朋友因为骨质疏松太严重，提水的时候腰椎承受不了，就造成了腰椎压缩性骨折。在床上躺了没多少天，人就过世了。

我跟他说，老年人骨质疏松很常见。有些人骨质疏松比较严重，去做了个骨质疏松检查，从拍出来的片子上看，就会发现骨头跟蜂窝一样，有

很多的窟窿。你想一下，这样的人负重，骨头肯定受不了。俗话说人老了是一把"老骨头"，全靠骨架在撑着。年轻人摔一下，拍拍土就站起来走了，老年人摔一下十有八九会骨折，就是因为骨质疏松的缘故。

老年人要是得了骨折，很多人觉得没什么，但我告诉大家，老年人骨折跟得了心脏病、中风也差不到哪儿去，健康会受很大影响。这不是吓您，您想一下，骨折了活动就不便，天天躺在床上不能动，就容易引发褥疮、泌尿系统感染、肺炎等疾病。有些患有高血压、心衰的患者，其病情会很快加重。曾经有个调查发现，老年人髋部骨折后，健康状况会急转直下，死亡率增至40%，5年存活率只有20%。因此，医院里的大夫都把老年人骨折形容为"最后一劫"。

老方听了之后很同意我的话，他说，以前感觉那个朋友身体挺好的，没想到一个骨折就这么快就没了。

造成骨质疏松的原因在于骨质的流失，导致了骨密度降低。中医上说，肾主骨生髓，老年人由于肾气渐衰，所以会出现骨质疏松。但是，老年朋友不仅是肾气衰退，全身的机能都在衰退。所以要想预防骨质疏松，光补肾是不行的。可以用山药、大枣、莲子、薏苡仁、粳米熬粥喝。做的时候，先把山药、大枣、莲子、薏苡仁放到锅里熬上一段时间，最后再放上粳米熬得黏糊糊的就可以了。这里量上没有明确的要求，自己感觉合适就可以了。山药平补脾、肺、肾，大枣补气活血；莲子健脾止泻、补肾固精；薏苡仁利湿作用很好，可以舒筋除痹；粳米最养人，补虚效果很好。老年人身体弱，或是生病后喝粳米粥是最养身体的。

这道粥其实用的都是常用的食材，药性相对较平，也让老年人的脾胃比较容易接受。有骨质疏松的，可以坚持喝上几个月。

老方同志每天晚上一碗，坚持喝了两个月，就说感觉自己这把老骨头越来越有劲儿了。

其实客观地讲，骨质疏松就像衰老一样，是不可逆的，这道粥只不过使骨量暂时不会流失，或者流失的速度大大减缓。但是，这道粥还有健脾、益气等多种功效，能调整整个人的精神状态，所以他才会感觉"老骨头越来越有劲儿"。

有些人年青的时候锻炼的多，骨密度较高，老了之后流失一些也不怕。但是有些人年青的时候活动少，骨量本身就比较低，人到老年就后悔年轻的时候只顾着挣钱了，没把身体锻炼好。其实，这时候您只要延缓骨量的流失，照样也能避免骨折，保证健康长寿。这道粥，就是"后悔药"。

脖子酸疼，就用竹炭枕

虽然我是大夫，但我也经常跟患者取经。原因很简单，有些患者找我看病的时候，会把一些他们亲身经历过的小验方告诉我。当然，患者跟我说的方子，我自己会先思考、消化一下，感觉"靠谱儿"才跟患者用。有一次我给一个经常咳嗽的患者治好了病，他跟我说，用竹炭枕头治脖子酸疼的效果很好。当时我就留心记了下来。回去查了很多资料，发现用竹炭做枕头治疗脖子酸疼确实效果非常好。

原因很简单，脖子酸疼从中医角度分析是脖子处气血瘀滞了，现代医学的说法就是局部出现了炎症。竹炭的特点是吸湿透气，竹炭里的竹炭纤维有"会呼吸的纤维"之美誉。竹炭还会发射最适合人体吸收的远红外线波长，加快血液循环和新陈代谢速度，改善内环境。脖子周围的气血循环加快了，酸疼自然就慢慢缓解了。

心里有底了，再碰到脖子酸疼的患者，我就会跟他们推荐这个小方法，很多人用过后普遍都说很管用。我印象最深的是一个姓陈的患者，是家房地产公司的设计员。他说自己的工作是闲的时候闲死，忙的时候忙死。单位平时都没什么事儿，但是只要一接活儿，马上就得没日没夜地设计图纸。现在设计图纸都是用电脑完成的，在电脑前熬不了多久脖子就又酸又疼。我让他去买点竹炭来做枕头，他枕了五天脖子酸疼就没了。他说，闻着竹炭散发出来的淡淡的清香味，睡眠质量都特别高。

竹炭现在很多地方都有卖的，网上也有销售。买来之后可以把原来的枕芯掏空，换上竹炭就可以了。做好后最好每个月在太阳下晒一次，不要用清水洗。

脖子酸疼的时候，要早点调治，要不然再发展下去就容易发展成颈椎病了。以前还有个数学老师得了病，他跟我打了个很形象的比喻。他说："疾病就像一个小数点，得小病的时候疾病的危害可能是 1.00。如果这时候不注意，就像把小数点忽略了一样，疾病危害就变成 100 了。"

治颈椎病的经验方

跟大家说一个治疗颈椎病的药枕方，是我多年临床得出的经验方，方药组成是鸡血藤、乳香、没药、生麦芽、生白芍、川芎，比例是 2:1:1:2:3:1。

这个方子里，鸡血藤是古代的中医先贤们根据取类比象找到的一味药。将鲜鸡血藤从中间断开的时候，会有红色的汁液流出来，而红色与血的颜色相同，所以才取名鸡血藤。先贤们发现，这种植物有活血的作用，而且散结效果比较好。其实，很多颈椎患者感觉自己的脖子发僵发硬，就是因为有个"结"在那里。

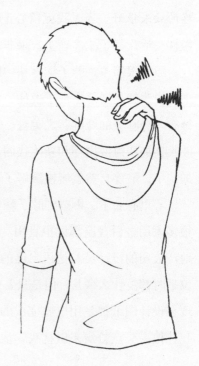

乳香和没药都是从阿拉伯国家传到咱们国家的。阿拉伯国家擅用香药，这两味药传到中国以后，中医先贤们发现它们芳香气浓，而中医有"闻香治病"之说，所以芳香药外用的效果比较好。

这里用乳香和没药不仅因为它可以行气活血，更重要的是可以止疼。很多颈椎病患者得了颈椎病后没有及时来看病，反而是因为得了颈椎病以后神经受到压迫，头疼得受不了才来看病的。乳香和没药用在这里还有一部分原因就是因为有止疼的功效。如果您没有头疼的话，可以把它们的量给适当地降一下。

很多人得了颈椎病以后，整天头疼，脑袋发沉发木，晚上睡不好觉，人就容易烦躁，脾气不好还爱发怒。这在中医上叫肝火上炎或肝阳上亢，生麦芽可以疏肝火，用上生麦芽，可以平肝火，人就不那么烦躁了，晚上也能睡个好觉。如果您感觉自己不烦躁，晚上睡眠也没问题的话，就可以不用它；白芍在这里有活血养血的作用；最后一味药是川芎，它也有行气活血的作用。中草药里行气活血的药很多，但是川芎的作用是"行气中之血，血中之气"，所以我在组方的时候选的是它。

某银行的一个部门主任，得了颈椎病以后，人家说得动手术，当时可把他吓了一跳。他来找我的时候，说都不记得当时怎么从医院出来的。我把这个方子告诉他，说回去把药混均匀，填到枕芯里晚上枕着睡就可以了。二十多天的时间里，他颈椎病的症状一天天减轻，最后就不疼不烦不僵了。

棉籽枕，温肾阳

我上大学的时候，有一次去一个同学的老家玩。晚上睡觉的时候发现枕的枕头很是与众不同，睡得很舒服，第二天一早专门问了同学里面装的什么，同学说是棉花籽。我当时说，还是头一回听说用棉花籽做枕头的。朋友回答，村里每家每户都有一二十亩地，都会种上几亩棉花。留下的棉籽有的打油了，还有的就留着做枕头。

后来再遇到棉花枕是听一个病号说的，他因为有脚癣找我看病，我给看好了以后成了朋友。后来聊天的时候他说，他自己也知道一个方子，用棉花籽做枕头有"壮阳"的作用，他自己就枕棉籽枕头好多年了。

晚上回家之后我就查了一下，发现那个病号说的功效比较通俗，壮阳也是个很泛泛的说法。棉花籽性温，入肾经，有补肝肾、强腰、暖胃止痛、止血、催乳的作用，这是卫生部领导中医研究院中药研究所等单位的权威专家1975年编写的《全国中草药汇编》说的。我又查了一些资料，《药性考》说它有"补虚，暖腰，治损"的功用。

后来我碰到一个患者，他说自己腰部总是发凉，也说不来是怎么回事。小便次数还比较多，跟朋友一起去喝啤酒，别的人都不怎么动，自己要上两三次卫生间。我让他枕一阵子棉籽枕，一个冬季后，他便说腰已经不感觉凉了。棉花籽在市场上很少有卖的，到乡下去可以买到一些。但是胜在结实，买回来后可以枕很多年。

我感觉棉籽跟棉花的关系就像绿叶与红花一样，虽然它看起来普普通通的，没有太多人去关注它，但是作用却同样非常重要。关于棉籽的功效，虽然现在记录得比较少，但等人们用心去研究它的时候，肯定会让我们大吃一惊。

五味子膏，让男人四十一枝花

五味子膏出自《慈禧光绪医方选议》，是给皇室用的膏方，虽然已经没办法去求证到底是给慈禧还是光绪用的，但是御医开的方子，肯定是安全有效的。五味子膏就很简单，就是一味单方五味子240克，加上蜂蜜250克。

做法也很简单，先把五味子用清水洗干净，再泡上三四个小时，加上2000毫升水后大火烧开，再换小火煮烂。然后把渣捞出来，再用大火把药汁熬成流质膏，约500毫升的时候加上蜂蜜搅拌均匀就可以关火收膏了。

每天晚上临睡前或早上起来的时候，用开水冲服吃一勺即可。

　　朋友老王是南方人，三十多岁，他来找我让我给推荐个膏方调一调。我问他有什么不舒服的，他说没什么，就是想调调体质。我当时在心里就很佩服他，很多人都是等有病了才念大夫的好，却不知道就该在没病的时候就把身体养得棒棒的，有他这种观念的人真是少之又少。我问了他一些生活习惯，他说自己平时抽点烟，有时候会有点咳嗽，工作特别忙，还经常喝一些酒。我看他身体比较瘦，就推荐他吃五味子膏。

　　膏是他妻子给他做的，吃了一周后他就自觉不咳嗽了。吃了两个月后，他说感觉自己整个人的身体状态都好得不得了。虽然工作还是很忙，但也没有以前那么感觉累了。以前晚上睡觉的时候，总是做好几个梦，现在也无梦了。之前有时候晚上睡觉还出汗，现在也不出了。

　　当我跟他说这五味子膏是给皇帝开的方子时，他很吃惊，说怪不得效果这么好。

　　五味子，《神农本草经》里把它列为上品，说它能"主益气咳逆上气，

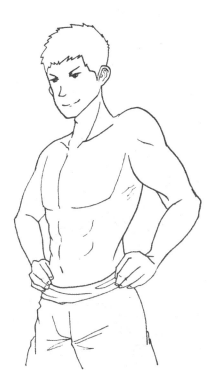

劳伤羸瘦，补不足，强阴，益男子精。"它的奇特之处在于它有酸、苦、甘、辛、咸五种味道。一般的中药材都只有一两种，但是五味子却五味俱全。中医讲五味入五脏，因此它对五脏都补益作用。明代李时珍在《本草纲目》中说："酸咸入肝而补肾，辛苦入心而补肺，甘入中宫益脾胃。"所以，用它作膏每天服用，对身体的整体调理非常有好处。

　　如果您经常感觉乏力、咳嗽、气短、多梦、消瘦、多汗等等，用它来调理，绝对是"膏"招。但是我得提醒您，膏方调理是个长期的过程，只要您坚持上两三个月，就会收到意想不到的效果。

男人累了吃黄精膏

男人到了四五十岁的时候，事业正处在黄金时期，正是大把大把挣钱的时候，身体却正处在衰退的边缘。本身先天之本的肾脏就正在衰退，再加上饮食不规律、缺乏运动等原因，于是后天之本的脾脏也出了问题。真是"事业在前进，身体在倒退"，然而真正决定事业能走多远的，还是身体。

43岁的阚女士，是我以前的一个老病号。她在一次看完病后，问我有没有办法给她丈夫也调理一下。我问她具体怎么回事，她说平时丈夫身体也没啥毛病，就是这两年太忙了，感觉丈夫的身体在变差。晚上回家她都会给丈夫做一桌子菜，可是他就吃一点点，还没自己吃得多，房事的次数也减少了，人好像就不是这个年龄的人。

"那让他吃一段时间的黄精膏吧，对付这种体虚早衰正合适。"我跟她说。

黄精膏是《圣济总录》里的一个名方，方子很简单，黄精500克（去须毛），干姜末90克，肉桂末30克。到药店去就能把这三味药都买回来。先把黄精加上2000毫升水，大火烧开后换成小火煎上半小时。煎黄精的时候不要闲着，把干姜和肉桂切成末，由于本身数量也不多，也用不了多久，一般煎好后，干姜和肉桂也切成末了，这时候药汁也差不多剩下一半儿了。把黄精捞出来，然后把干姜末和肉桂末一同加到药汁中，再用小火煎煮，看到药汁的颜色开始变黄的时候，关火冷却就可以了。

将药汁放凉以后倒入到杯子里密封，每天早晚喝一勺，用开水冲服就可以了。喝的时候可以搅一

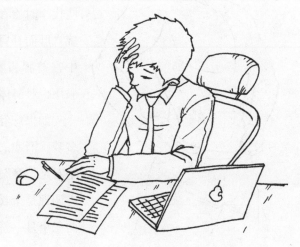

下，把里面的"果粒"也盛出一些来一同服下。

黄精益气生精，对脾虚乏力、食少口干、肾亏腰酸、阳痿遗精、须发早白、体虚身瘦等有很好的调理作用。现代研究发现，它还可以降血压、降血脂、降血糖，预防动脉硬化，黄精多糖还可以激活身体里的免疫系统；干姜、肉桂可以温振阳气，疏通血脉。整个膏方里，黄精的数量比干姜和肉桂的量要大得多，是主药，但是黄精性味甘平，因此可以长期服用。

阚女士的丈夫吃了一个多月的黄精膏之后，饭量增加，精力变好，人也比以前爱动了。我就再叮嘱说，不用吃太久，不过每年都可以吃上一两个月。

尿频试试加味熟地黄茶

一个办事处的老书记，因为尿频来找我调治。他说自己晚上起床三四次，睡不成一个囫囵觉。白天都不敢喝水，因为一喝水就上厕所。

我当时毫不犹豫地给他开了加味熟地黄茶，方子是熟地黄3克，桑椹2克，肉苁蓉2克，怀牛膝2克，并且叮嘱他说每天用它泡水代茶喝就可以。一个多月后，那个老书记来找我，说现在夜里只起一次了，还送了我一幅他写的毛笔字。

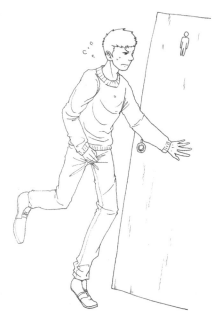

这个方子是我在《中华医药》上看到的，好像是云南一个非常有名的老中医提供的。方子我当时留心记了下来，给很多人用，效果都非常好。

尿频跟肾虚有关。中医认为，肾

气不固，膀胱约束无力，就容易尿频。这个方子之所以叫加味熟地黄茶，是因为熟地黄肯定是君药，而其他的都是"加味"的。熟地黄入肝、肾经，有补血养阴、填精益髓的功效。《本草纲目》中说熟地黄"填骨髓，长肌肉，生精血。补五脏内伤不足，通血脉，利耳目，黑须发，男子五劳七伤，女子伤中胞漏，经候不调，胎产百病"。

中医上说它"大补五脏真阴"。桑椹也是滋阴补肾之物，它还兼顾补虚，调理体质。中药讲究配伍，肉苁蓉配牛膝有两个功效，其一，相辅相成，增强温肾壮阳之力；其二，牛膝善行走下，可引药下行。整个方子以补肾为主，又兼顾补虚。

其实，这个方子不仅可用于治疗老年人尿频，经常感觉疲劳、掉头发比较厉害、身体虚弱、腰酸困痛的患者，也都可以使用这个方子。

多食长寿，喝神仙粥

跟一位退休两年多的老友闲聊，他说现在天天都是小米稀饭、大米稀面、面汤之类的，虽然吃不腻，但是总想换换口味。我说那给你推荐一道"神仙粥"吧？他听了说："没开玩笑吧，哪儿有神仙粥啊！"

我回答："山药、芡实放到一块儿煮的粥，就叫神仙粥。这可不是我说的，是医书上做的。"

"那我可得听听。"他说。

于是我开始介绍，神仙粥出自《敦煌卷子》，据称："神仙粥……善补虚劳，益气强志，壮元阳，止泄精，神妙！"方中山药甘平，能健脾补肺，固肾益精；芡实甘涩、性平，能健脾补肾，固精强志。所以整个方子有补脾肾，益精髓，强心志的功效。并且药性比较平和，长期喝既有补的作用，还不会上火，对中老年人出现的脾虚泄泻、肾虚腰痛、腰膝酸软、头昏耳鸣、阳痿、遗精、夜尿多，以及病后虚弱、老年体虚、早衰等都有调理恢复作用。

到药店去买等份的山药和芡实，把它们打成粉。有很多中药店都提供打粉服务，如果实在没有的话，您也可以把它们分别放在水里稍微煮煮，然后捣碎就可以了。芡实您可能没听说过，但是芡粉却是厨房里的必备之品。芡粉也是一种淀粉，平常见的有马铃薯粉、绿豆粉等等。水烧开后，把打成粉的山药和芡实放到锅里，大火煮沸后，换成小火再煮上十几分钟，粥就成了。如果您感觉粥比较稀，喝不习惯的话，还可以加点糯米。加上糯米的效果也很好，因为糯米甘温，能补中益气，和胃止泻，也是中老年人养身体的佳品。每天早晨做好后空腹食用，坚持喝上 15~30 天。

朋友坚持喝了一个月，他说自己的大便变得正常了，晚上起床小便的次数也少了，腰也不怎么酸了。

我就告诉他，以后每隔一年半载的，都可以坚持喝上一两个月。虽然不能像神仙药那样厉害，但是对身体有好处是肯定的！

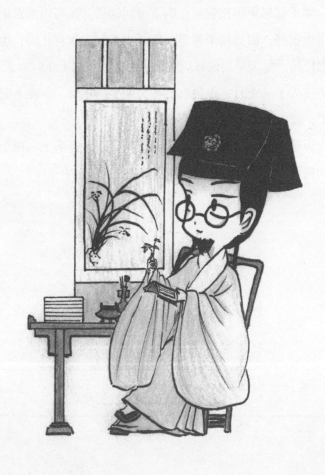

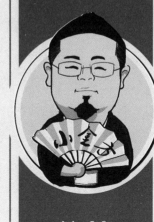

第四篇

养心护肝，血脉通畅身心健康

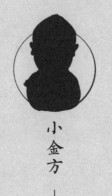

小金方

补心阴最妙的杞味茶

有些人就是操心的命，有些人要做很多脑力劳动，还有一些人是先天遗传等等的原因。不管是因为什么，如果操心太多的话，就容易耗费心阴。心阴不足的时候，就没办法把足够的营养送给大脑，这时候就会经常出现眩晕。中医认为，心统管着人体的精神、意识、思维活动，所以心阴虚的时候，还会感觉到身体困倦，什么都不想干，也没那么多心劲儿去干。汗为心之液，心阴虚的时候不能敛汗，所以还会出现自汗。

单位里的一个年轻大夫带着他妈妈去做体检，查出来有心肌缺血，他妈妈很担心，拿着检查单来找我。我跟那个年轻大夫的妈妈闲聊："孩子多孝顺呐，现在有几个孩子主动带着父母做体检的？"

一句话就拉近了我跟那位母亲之间的距离，她说："孩子是很孝顺，我可算没白给他操心。但这么多年，我天天家里单位里的，一点也闲不住。很多人都说我是操心的命，不这样也没办法。"

闲聊的时候，我给她号了脉，发现脉细乏力。她还说自己这两年出汗特别多，身上也没劲儿。尤其是到了夏天，最难熬了。

我很理解，中医认为"夏应心"，意思是说，夏天心火容易过旺。而这位母亲原本就心阴不足，到了夏天阳气最盛的时候，当然会感觉到更不舒服。我跟她说，现在问题还不大，但是要注意，要不然以后心肌缺血加重，时间长了就会形成冠心病了。

我给她开的是"杞味茶"。杞味茶可是个名方，出自《摄生众妙方》，方子很简单但很管用。等份的枸杞子、五味子研为粗末，每天两三次，每次9~15克，沸水浸泡，代茶饮即可。方子里枸杞子补肾养心，滋肾阴可以达到养心阴的目的。肾主水，心主火，心肾相交才能阴阳调和；五味子益气生津，专门对付心虚自汗。现代研究也发现五味子有扩张血管的作用，也可以强心。

我们的心脏是一分一秒都不能停，一旦停止生命也就结束了，所以一定要保护好心脏。在它没有出问题或将要有问题的时候，就把病灶消灭在萌芽之中。

清空膏，肝脏无火真幸福

很多病是心里不舒服憋出来的。我有个朋友在一家数码公司做售后，她每天大部分时间都是在接听客户的投诉，也不敢顶撞客户，因为害怕客户一个不高兴把她也给投诉了。有一次她打电话约我出去逛街，我一看才周三，怎么不用上班了？她说，这两天头疼，上不了班了。

我说逛街没时间，但是中午可以一起吃个饭。吃饭期间，就提到了她头疼的问题。她说："这都是气出来的！有些客户素质太低了，投诉就投诉吧，还连我也一块儿骂，骂得还特别难听。我招谁惹谁了！"

我说："中医上说，肝主怒，你这是肝气郁结加肝火上炎，到头上引起的头疼。"

"肝火怎么跑到头上呢？"她问我。

"中医的十二经脉里头，肝经是从脚往头上走的，从大脚趾开始，一直走到脑袋上的太阳穴附近。怒火也是一种无形之火，会往上走，你看火苗不都是往上飘的吗？你这头疼就跟肝火有关。肝和胆相表里，你吃点清肝利胆的东西就行了。"

我推荐她吃的是"清空膏"。清空膏是金代的名医李杲写的医书《兰室秘藏》里的一个方子。清空膏很有名气，清肝胆火，治疗慢性胆囊炎、偏头疼效果很好。

它的组方是黄芩100克，柴胡100克，黄连15克，川芎、羌活、防风各120克，甘草60克。

熬膏的时候先将诸药用清水浸泡一两个小时，然后把草药取出来放到锅里加上水，水要没过草药10厘米，大火煮沸后换成小火，把药汁煎剩下约一半儿的时候关火，把药汁倒出来，再用同样的方法煎两次。然后把三次熬好的药汁用纱布过滤一下，接下来把药汁倒入锅中用大火煎至药汁剩下约800毫升左右时，根据自己的口味加入适量的蜂蜜即可关火收膏。每次吃一勺，一天三次。

方子里黄芩清热泻火，柴胡疏肝解郁，黄连调和肝胃，川芎行气祛头风，羌活止疼效果很好，防风配上羌活可以升清阳之气，甘草可以调和诸药。

朋友服用清空膏一周后，头就不疼了。我建议她再服用两三周，把整个体质都调一调。

我这里要说的是，您千万不要小看了肝火上炎、肝气郁结，它可不仅仅会导致头疼，还会导致眩晕、反酸、胆囊炎、胰腺炎等疾病的产生。有一年夏天，我有个同事的哥哥突发急性胰腺炎，送到医院后没能抢救过来去世了，才42岁，是家里的支柱，我们都为他和他的家庭感到惋惜难过。这个人原来有胆囊炎，医学上有种胰腺炎叫"胆源性胰腺炎"，他的病很有可能与胆囊炎有关。

如果您没有时间制膏，或者喜欢喝茶的话，也可以把清空膏这个方子里的药打成粉，每天6克，加开水泡上十几分钟，然后当茶喝。

这个方子清肝胆火、祛头疼的效果非常好。有个方歌是这样描述它的，"清空芎草柴芩连，羌防升之入顶巅。为末茶调如膏服，正偏头痛一时蠲"。前两句介绍的是方子的组成，后两句是说，打成粉末或者做成膏服用都可以，偏头疼时喝，很快就能好。

补心健脾，名医名方代参膏

这几年我总结了一下，很多亚健康的人都是心脾两虚。原因很简单，一是工作太忙，工作上耗费得心血太多容易心气虚；二是吃不好，平时吃饭不规律、不健康，脾胃功能肯定不好。

心脾两虚的主要表现是心慌、爱忘事儿、失眠、多梦、食欲不振、经常感觉累、浑身没劲儿、大便稀，有时候心脏还会狂跳。

如果您有上面我说的其中一部分的症状的话，那就有可能是心脾两虚了。您千万不要不在意，心脾两虚如果让它继续发展下去的话，就可能演变为心肌缺血、心律失常、慢性胃炎、失眠等疾病，所以一定要趁早调理一下为好。心脾两虚的时候，吃"代参膏"的效果就不错。

代参膏不是我发明的，我经常翻看中医书，这是在《中国医学大辞典》里找到的一个方子。但是后来我给很多人用过之后，普遍反映都不错。

代参膏的组方很简单，就四种常见的药，分别是党参、白术、黄芪、桂圆肉，取等份就可以，我们这里以各取100克为例。制作的时候，把药材先用清水泡一下，然后把药放到锅里加水，水最好没过草药10厘米，用大火煎至沸腾以后换成小火再煎30分钟。用同样的方法再煎两次，然后把三次熬好的药汁混在一起，用纱布过滤一下后，放在火上用大火浓缩，中间要不停地顺时针搅拌。等药汁剩下约七八百毫升的时候，根据自己的口味加入适量的白糖就可以收膏了。每天早晚各吃一两勺，饭后吃比较好。

其实这个方子的主要功效是补中益气、健脾养胃。方中党参、白术、桂圆肉补中益气养血；黄芪益气升阳固表，配合同用使本方具有气血双补的特点。原因很简单，心脾两虚时虽然也会出现心脏不适，但是还是以脾胃为主。中医认为，心主一身血液的运行，而"脾为气血生化之源"。脾如果不生血了，心就没办法去"主"了，巧妇难为无米之炊嘛。

我看《中国医学大辞典》上还写了关于代参膏的现代研究结果，说代参膏能增强机体免疫系统的功能，提高机体抗应激反应的能力；促进机体造血功能，增加红细胞和血红蛋白含量；调整胃肠道运动，抗消化性溃疡、保肝作用。此外，还能促进学习记忆，保护缺血心肌和改善其能量代谢。

我有个朋友是一家研究所的工程师，整天熬夜搞研究。他是那种像古代的秀才似的文化人，身体很单薄，一看平时脾胃就不好。虽然不是"手无缚鸡之力"，但是也差不多了。最近他的研究工作不得不停住了，原因很简单，是因为他的心脏感觉到了不适。他自己感觉心脏有时候会突然跳得很快，好像要跳出来似的。他问我是怎么回事，我给他解释了一通之后，他说我把他没说的、说不出来的不舒服都说出来了，我就让他用代参膏。他服用了一个多月之后就好了，吃饭也香了，心脏也不乱跳了。

几年前吧，我有一次在给别人介绍代参膏的时候，突然脑中灵光一闪，发现代参膏其实是名方"归脾丸"的浓缩。归脾丸的作用是健脾养心、益气补血，它的组方是：党参、白术、炙黄芪、龙眼肉、炙甘草、茯苓、远志（制）、酸枣仁、当归、木香、大枣。代参膏正是取了前四味药。所以如果您心脏不适，脾胃功能更差的话，那就吃归脾丸吧！

祛火妙药"三花祛火茶"

我认识的在银行工作的一个熟人，他经常上火，脸上的痘痘层出不穷，还有口臭。最近他的症状加重了，大便两三天解一次，晚上似乎跟床有仇似的，翻来翻去的睡不着。他说晚上睡不好，白天没精神。自己天天跟数字打交道，错一点就有可能错几万几十万，饭碗就保不住了，所以最近感觉压力特别大。

上火是中医的说法，实际上就是有内热了。中医说"有诸内必形于外"，所以有内热的时候会表现在体表，痤疮、口疮、咽疼、便秘，有的人还会流鼻血，这些看着没多大关联的症状其实都跟上火有关。上火本身不算什么大毛病，但是你要是不理它，它就会越来越重。到时候，脸上的痘痘会越来越多，口疮发作的次数也越来越多，反正全身出现的症状就是会越来越多。所以，上火还是早治为好。

我给这个熟人开了一道茶，叫"三花祛火茶"，是我多年行医总结出的一个经验方。其中包括金银花3克，贡菊花2朵，金莲花3朵，麦冬2个，桔梗4片，甘草2片。方子很便宜，药也很常见，一般的中药店就能把药抓全。方子里金银花清热解毒；贡菊花平抑肝火；麦冬和桔梗有润喉利咽的作用，还可以缓解便秘；金莲花可以消肿排脓；甘草不仅可以清热解毒，还是"和事佬"，可以调和这几味药的药性，也必不可少。这个方子是一天的量，把它们加进水杯里后，用开水冲上后闷上几分钟就可以喝了。上午喝一杯，下午喝一杯，一天喝两三次就可以了，不用多喝。

那个熟人喝了一星期，大便就通畅了，晚上睡得也好了点，脸上的痘痘也少了。他又喝了一周，就明显感觉到火已经全退了。

这时候我就跟他说，可以把茶给停了，因为清热的药茶毕竟不能喝太久，否则身体容易虚寒。但在以后的生活中，如果哪一段时间比较忙，工作节奏比较快的话，仍然可以适当喝一些，提前把上火的苗头消灭在无形之中。

上面说的上火，是"实火"，如果您还有腰酸乏力的毛病，那就可能是虚火了。这时候可以加枸杞10个，知母3克。枸杞可以补肝肾之亏虚，知母也有滋阴的作用。

现代生活节奏快，大家都很忙，事儿也比较多。我在医院上班也一样，整天都忙得顾不了家。很多患者跟我说自己忙得分身乏术的时候，我都对这种痛苦感同身受。希望这个方子能给辛苦工作的各位一些帮助。

应酬再多不用怕，推荐一道解酒茶

老方是我的一个很奇特的朋友，我和他已经认识六七年了。他说他非常信任我，有亲戚朋友也经常介绍到我这里来。

说他是我的一个很奇特的朋友，主要是因为他从事的工作很奇特。他酒量很好，用他自己的话说，是白酒喝一斤半头才稍微蒙蒙的，两斤正好。正因为如此，他没有固定职业，却在好几家公司做好几份"兼职"——陪酒。如果老板出去谈项目，不能喝酒，他就上。

别看他没固定职业，凭着这些"兼职"，收入却相当高。但是酒喝多了毕竟不是好，喝得多了，时间长了，他就感觉自己酒量不行了。肚子胀，吃不下饭，喝完酒还后吐酒吐得厉害。他第一次上门诊来找我的情形，我对此的印象非常深刻，因为他一上来就问："有没有解酒茶啊？"

不过他没有问倒我，因为我还真有。原因很简单，他不是第一个找我要这个方子的。我在处方单上飞快地给他写了一个方子：葛花5克，茉莉花1克，三七花1克。

老方抓完药回家后，喝了两星期的解酒茶之后，肚子就不胀了，喝酒也不吐了。这事已经过去六七年了，不过上个月他还来找我还说，没想到这个方子这么简单，还挺管用，这几年过去了肝脏也没事儿。

这道解酒茶是我的一个经验方，也是琢磨了很久才琢磨出来的。葛花本身就有解酒的作用，《滇南本草》里说它可以"解酒醒脾，饮食不思，胸膈饱胀，发呃，呕吐酸痰，酒毒伤胃"。而另外一本医书《别录》里干脆就写了两个字——"消酒"。葛花的解酒作用外人可能不知道，但是中医院里的人差不多都知道。有的人喝高了，第二天就会到药房抓上一把葛花，回去泡水喝。方里用茉莉花，一是利用它的芳香之气，可以理气和中、醒脾化湿，"辟浊秽"，二是因为它本身还有平肝的作用；三七花入肝经，可以保肝护肝。

这个方子给经常喝酒的人用效果非常好。如果您偶尔喝酒的话，也可以泡上一杯，在应酬前喝一些或者边应酬边喝这道茶，您就会发现酒量好像涨了一点，喝完酒后也不会很痛苦。

我在坐门诊时很多人跟我倒苦水，说不喝酒办不成事儿，不喝酒谈不成生意，不喝酒拉不近感情。这一点我也明白，但我总希望酒还是少喝为好。如果实在是有应酬避不开，那么希望这个方子能帮您缓一缓。

安神解郁，天天都有好心情

陈先生最近老是入睡困难，每天晚上不管多晚睡，都总是躺在床上翻来覆去的睡不着。用他自己的话说，就像是床跟他有血海深仇似的。他也去一些医院看过病，但是都不怎么管用。来我的门诊时，他要求说："最好别给我开汤药，天天熬太麻烦了。我和爱人都很忙，我也很容易忘。"

再好的药，如果患者不能按时吃或者不愿意吃，那就一点用都没有。

我就说也行，我这有个方叫"安神解郁方"，可以把中草打成粉，每天用温开水冲服。陈先生听了，说那倒省事儿了。

安神解郁方包括炒枣仁50克，玫瑰花10克，西洋参15克，白芍20克。很多人晚上睡不着觉，就好像肚子里有股烦躁之气在来回窜一样，但是窜来窜去就是窜不出去，所以人在床上也翻来覆去的睡不着，其根本原因还跟肝气郁结不舒有关。中医上讲，肝脏是"将军之官"，肝气郁结，将军被困，左突右杀都冲不出去，人怎么能睡好觉呢？

这个方子里，炒枣仁入肝、胆、脾、心经，有平肝安神的作用。现代研究人员曾用炒枣仁在小白鼠身上做过试验，发现炒枣仁有镇静、催眠的功效，从根本上来讲就是对促进睡眠有帮助；玫瑰花香气浓郁，本身还含有一些挥发油，活血行气，还可以缓解肝郁，让人神清气爽；白芍这里也是入肝经，有收敛的作用，可以收敛肝火。光缓解肝郁不行，还得滋阴，这样才叫辨证论治。就好像山林起大火了一般，人为地去扑灭当然好，但最终不如一场大雨，不仅扑灭了大火，还滋润了山林，过一阵子新芽就能长出来了。我的方子里最后一味药西洋参就有这样的功效。中医认为，夜入阴，肝气郁结的时候阴不养神，用上西洋参就可以起到滋阴的作用。

现在一般药店都提供打粉服务，买完药后直接让店里帮忙打成粉就可以了。每天早晚各5克，也就是一满勺的样子。

陈先生冲服了一周后，晚上就能睡着觉了。

其实这个方子还有更厉害的地方。

很多人晚上难以入睡，时间长了身体就会变成阴虚体质。有些女性晚上睡不着觉，时间久了脸上就起了斑，眼窝深陷。记得有一次我在门诊上就碰到这样一个女性，她是个主持晚间节目的播音员。我跟她说可以用这个方子打粉冲服，晚上再用珍珠粉敷敷脸。那个播音员照我说的调理了两周后，斑就没了。其实这个安神解郁方里，玫瑰花本身就有养颜的作用，加上珍珠粉外用，内外结合，会好得快很多。

还有一些人，夜间长期难以入睡，很容易伤肺阴，从而出现慢性咳嗽的症状。这种情况的话也可以试试这个方子，因为这个方子里的西洋参本身就入肺经。

其实很多人晚上难以入睡，都跟睡前的不良习惯有关，比如说上网看很多乱七八糟的新闻，或是躺在床上玩手机等等。这些活动会让大脑神经兴奋，对睡眠不利。如果把这些坏习惯抛掉，说不定不用上面我说的方子，也能一觉到天亮。

人参叶，帮您补气、鼓劲儿

看一些武侠片里，江湖上为一根千年人参就掀起了血雨腥风，这夸张吗？事实上一点也不。在古代，一般的老百姓想见人参都见不着，那可是皇家贵胄的专用品。现在好了，人参经过大面积的人工种植，入手的难度已经大大降低了，走入了寻常百姓家。

中医讲究取类比象，因为人参的根部肥大，形若纺锤，常有分叉，全貌颇似人的头、手、足和四肢，故而称为人参。人参每到冬天的时候还会像一些动物一样"休眠"，茎叶会枯死，第二年春天来临时再重新生长发芽。这样年复一年，精华全都被保留下来，有了人形之后，便是被广为人知的"人参""地精""神草"了（地精和神草是人参的别名）。

中医对药性的评价是根据临床经验总结出来的，认为人参大补元气，有补脾益肺、安神益智的功效。现代医学就对人参比较好奇了，曾经有医疗机构对人参进行了微观的研究。这一研究不要紧，一研究就发现人参对中枢神经系统、心血管系统、消化系统、内分泌系统等等都有明显的调节作用。

平常大家虽然对人参都略有耳闻，但很多人不知道该怎么吃，有些人想吃点人参来把身体调一调，结果一吃就流鼻血、浑身发热。

我对调理身体的态度是"平补、慢调"。比如说你是寒性体质，却想只用二三十天就调成平和质，那就跟揠苗助长差不多了，眼前儿是见效了，时间长了却对身体不好。

给一些经常感觉少气乏力的人调理体质的时候，我喜欢用人参叶。因为人参叶比人参的药性要稍弱一些，但是作用还在。37岁的黄女士来找我看病的时候，步子迈得很小地走进来的。我瞟了她一眼，见坐在我跟前的她脸色发黄发暗，头往前倾，双手下垂。当时我心里就想，这要不是头天晚上没休息好，就是有少气乏力的毛病。一问，她果然说自己经常感觉身上没劲儿，疲惫，嘴干，头昏昏的，总想睡觉。最近还经常感觉到脖子、腰等关节酸疼不舒服。

我跟她说，"人身不过表里，气血不过虚实"，气推动血把营养物质输送到全身。气不强的时候，人体的各个循环系统运作得就比较慢。你现在的情况还不算太麻烦，如果气不足的时间太长，那病就多了。比如说，卫气不足，你就会反复感冒；中气不足，就会胃下垂、脱肛。气不足还会引起血瘀，结石等问题也有可能会出现。

黄女士一听，原本无神的眼睛睁得大大的。我说，大病就是这样由小病拖成的。黄女士听了连连问我该怎么办！

其实，像这类二十多岁到四十多岁，正值人生鼎盛之年的人，不需要太复杂的调理。我给她开的是人参叶10克，每天用水煎一下，代茶饮即可。

一个多月后，黄女士又来找我，整个人一改往日少气乏力之相，身子不再弓着，举手投足利利索索的。她说感觉自己的脸色也好多了。

我当时告诉她，人参叶确实有美容养颜的效果，可以增加皮肤弹性，促进皮肤的血液循环。各位爱美的同志也可以用人参叶煎成的汁洗脸，洗上一两个月，就会发现这人参叶汁比很多化妆品都管用。

你"心累"吗，做道膏方吧

现在，每天都会碰到很多人，抱怨说自己累，整天瞎忙。如果说要问身体有什么不舒服的话，每个人说的情况会不一样。但大多无非都是因为对自己以前喜欢的事开始厌倦、对工作有抵触，而有了疲劳、精神不振、爱忘事儿、天天心烦意乱等等的症状。

有个朋友介绍的中年人就是这样子，他跟爱人一块儿来找我调治。他说，自己现在最大的毛病就是健忘，对啥事儿都提不起兴趣，到单位不想干活儿，在家不想说话。他的爱人说，以前觉得他是工作太累了，就让他把十天的年假休了，去深圳、珠海、香港、澳门那些地方旅游。想着让他出去散散心，回来就好了，没想到还是不成。钱是花了好几万，问题还没解决。

"光靠休息是不能缓解的。"我说。

这种病叫心理性疲劳，有些人如果长期从事一些单调、机械的工作活动，就会持续进入紧张状态。伴随着机体的变化，神经细胞会慢慢受到抑制，这时候人对工作对生活的热情和兴趣就会明显降低，直至产生厌倦的情绪。这类人得的虽然是心理上的疾病，但是光靠休息是消除不了。从中医上来看这种病也很好解释，五脏"心、肝、脾、肺、肾"对应着五种情致"喜、怒、忧、悲、恐"。整天工作压力大，容易肝郁化火，想事儿多还容易耗费心血而导致心血不足；思虑过度还容易导致脾胃不好。总之，这类人是五脏受迫而导致的全身机能衰退。整天没劲儿，就得补补气，主要是补脾胃之气；如果肝郁化火，得疏肝还得滋阴；心血不足，就还得加点养血的。

另外，这种毛病可不是一天两天造成的，冰冻三尺非一日之寒，所以调的时候也急不得的，得慢慢调。就好像一个人在黑暗中待太久了，得慢慢给他增加光亮。如果突然一下子给他道强光，他的眼睛可能就因此失明了。

调理这种问题，用中草药的效果最好。但是很多人不爱喝中药，一大碗熬出来，有些人一口气喝不完，得好几口，就让人感觉受不了。其实完全可以把药汁给熬得浓一点一口气能喝掉，或是做成膏方，吃的时候服用上一两勺。膏方有它的好处，那就是开的药种类虽然多，但是补气的、滋阴的、养血的、祛火的都可以往里加，而且不腻不燥。我给"心累"开的方子如下：

组方 1：柴胡 150 克，白芍 200 克，当归 150 克，枳壳 150 克，郁金 150 克，山药 150 克，佛手 100 克，青皮 100 克，太子参 125 克，陈皮 100 克，白梅花 25 克，茯神 100 克，柏子仁 100 克，玉竹 150 克，莲子心 50 克，炙甘草 15 克。

组方 2：玫瑰花 25 克，冰糖 150 克。

千万不要觉得方子麻烦，拿着配方到药店去抓药，一次性就买回来了，而且还不是太贵。再给您说说这个方子怎么做吧！先把组方 1 里的中草药加水浸泡三个小时，泡好之后将药材取出，放到锅里重新加上水，水要超过药材 15 厘米左右（说到这里请大家记住，制膏是忌用铁锅和铝锅的，可以选用搪瓷或不粘锅）。开大火，等药煎开后换成小火煎 25 分钟左右，把药汁倒出来。用同样的方法煎三次，然后把药汁混在一起。

这时候可以放上三四个小时，然后用纱布过滤，目的是把碎药渣给过滤掉，要不然吃的时候就会影响口感了。

最后一道工序是浓缩。把药汁倒入锅中，开大火，等药汁沸腾以后开始搅拌，持续用大火，搅拌的时候要顺时针搅。等药膏剩下差不多1500 毫升的时候，将冰糖倒入药汁中，再搅上三五分钟，等冰糖全部融化后关火。

将玫瑰花瓣拿出来，放在手心里揉碎后撒入药汁中，搅拌均匀。最后把药汁倒入准备好的瓶子中，盖上盖子。如果没有盖子的话，在上面封一层保鲜膜亦可。等药汁完全放凉后，放入冰箱中冷藏。第二天早上打开后，会发现药汁像糖浆一样，软膏就做成了。

做好后的这瓶软膏，是大约一个月的量。每天早上醒来后一勺，晚上临睡前一勺，空腹吃最好。

那个中年人吃了二十多天后，一切的不适都一扫而光。他说以前的状态就像手机没电了一样，现在才是"满格"状态。

燥就吃雪梨膏

数月前一位女士打电话到医馆来问，说自己咳嗽好几个月了，去好几个医院都看过了，吃药咳嗽就停，不吃就继续咳。她说吃的都是抗生素，很苦，而且现在副作用都出现了，她的脸虚胖，跟圆盘似的。

当时我对她说："最近几个月的天气比较燥，这是外因，但是你的肺阴本身就不足，这才会反复咳嗽。这就跟你坐在火炉边上一样，会不停地出汗，喝多少水都没用，只有把火炉给挪走，你才不会再出汗。"她听了说，还真是这样。

于是我推荐她吃雪梨膏，这膏润肺、除燥的效果非常好。

雪梨膏的原材料包括：北沙参10克，麦冬10克，百合10克，梨500克，川贝粉6克，冰糖100克，蜂蜜适量。

做法是先把梨洗干净，削皮去核。梨最好用安徽的砀山梨，因为它滋阴的效果最好，还有止渴、生津、祛热消暑、化痰润肺、止咳平喘、滋阴降火、清心解毒等多种功效。当然，如果没有的话，一般的梨亦可。接着把梨放在打浆机里打成浆，或者也可以把梨用刨丝器擦成细细的丝之后再用刀切碎。接下来把北沙参、麦冬、百合放进水里浸泡一小时后，取出药材放入锅中然后加入1000毫升水，用大火煮沸后换小火熬上30分钟。

接下来把药汁和梨浆倒在一起放在火上熬，中间可以把冰糖放进去。熬的时候您会发现有气泡不断地冒上来，这时候要不停地搅拌，既可以跑水汽也不会糊锅。等感觉稍有点黏稠的时候，将川贝粉倒进锅中均匀搅拌，再熬上十几分钟就可以了。最后根据自己的口感喜好，放入适量的蜂蜜即可。

打电话的这位女士按我说的，回去做了雪梨膏，吃了半个月就不再咳了。

雪梨膏润燥滋阴的效果非常好，而且它的主要材料是梨，因此可以说是一道食疗方，全家人皆宜。像有些人有肺燥咳嗽、干咳、咽喉疼痛、鼻唇干燥、痰少咳不出咽不下，或者有支气管炎、老慢支等疾病，都可以尝试食用。

当然，并不是必须有病了才可以吃雪梨膏。它祛燥效果非常好，即使是没有呼吸系统的疾病，到了天气干燥的时候，也可以吃上一段时间的雪梨膏，确保身体不被燥邪入侵，就可以预防很多呼吸系统疾病的产生。

老眼昏花、飞蚊症，可以试试豆衣菊花枕

王太太来找我调理高血压，一来二去的我们就熟了。有次她又来找我开降压药的时候说："苏大夫，我得飞蚊症很多年了，天天看东西眼前头就跟有蚊子在飞一样，这能不能治啊？"

我说："可以啊，您试试豆衣菊花枕吧，不仅可以治飞蚊症，对降血压也有一定帮助。"

豆衣菊花枕是由绿豆皮和菊花组成的，比例是二比一。绿豆皮又叫绿豆衣，有清热解毒的作用，中医上说它"解热毒，退目翳"。绿豆皮很好找，到菜市场上碰到卖豆芽的买一些就可以了，碰到好心的还会大方地送给您。买回来之后拿到太阳底下晒干，等绿豆皮变成微红色的就可以用了。菊花大家也都比较熟悉，可以清肝火，散风热，它本身也可以治疗视物模糊。菊花直接到药店去买就可以，价钱也不贵。

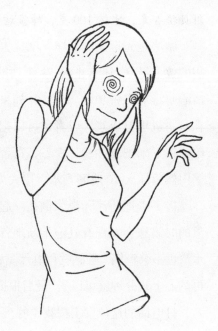

做枕头的时候也是有窍门的，如果您喜欢睡硬一点的枕头，就把菊花放里面，以绿豆衣为絮。如果喜欢软枕头的话，就把绿豆衣放里面，以菊花为絮就可以了。

王太太用这个枕头用了两个月，眼前的"蚊子"就消失了。她很惊讶，说去了很多地方，看了很多大夫都说没法治，没想到用这个枕头就治好了，而且最近血压也非常平稳。

到了夏天，很多人枕着棉枕感觉非常不舒服，因为枕一会儿头就特别的热，还特别容易出汗。这时候也可以用豆衣菊花枕，因为绿豆衣和菊花本身也有清热消暑的作用。需要提醒大家的是，用豆衣菊花枕的时候，您要经常把它放在太阳下晒一晒，以免潮湿生虫。

菊花延龄膏，让您不着急不上火

52岁的范女士跟我聊天的时候，说自己现在天天盼着退休。我问她怎么了，她说运气背，别人年龄大了，单位都会给弄个闲职，自己却被调到了人事上，天天管理一些请假休假的小事，还不敢统计错，一错就涉及到人家的奖金，搞不好就会有人到领导那告她。

她说自己现在天天头昏脑胀的，在办公室里待的时间也不敢太长，要不然眼睛就发昏。

我跟她说："你这有什么，现在整天因为工作焦头烂额、着急上火的人太多了，也有很多这样的人来找我，一个小膏方就能解决大麻烦。"

我给她推荐的是菊花延龄膏，是慈禧太后晚年经常吃的方子。大家想一下，且不管她治国能力如何，但每天肯定要处理大大小小的国家事务，还要经常"加班"，整天都会忙得肝火上炎的，这不跟现在人的工作差不多吗？

慈禧太后身边的都是御医，给她推荐的膏方仅仅有一味药，就是鲜菊花瓣。做法是，把500克鲜菊花瓣先用清水洗一下，然后加上2000毫升水，大火烧开后换小火熬透，这时候药汁差不多就剩下约1000毫升了。把花瓣渣捞出来再接着用大火熬，熬的时候要不停地顺时针搅拌，等剩下500毫升的时候，加上蜂蜜就可以收膏了。吃的时候每天早晚各一次，每次一勺，用开水冲服就可以了。

如果您实在找不到鲜菊花的话，到药店里买些干菊花也可以。这就跟以前很多南方的新鲜水果北方人吃不到，就做成罐头运到北方一样，将就一下也是可以的。

菊花的作用是清肝明目，《本草便读》中说它："平肝疏肺，清上焦之邪热，治目祛风，益阴滋肾。"

我曾经琢磨过，为什么这个方子叫菊花延龄膏，而不是直接叫菊花膏。后来我想了想，经常上肝火的人，把他们身体里的肝火给平息了，他们的体质好了，自然就延寿了。这个膏方虽然主要针对的是肝火上炎导致的发怒、眼干、头晕等，但是这些小问题如果不管，很快就会引发高血压以及心脑血管疾病。我们现在经常见到一些四五十岁的人，正值盛年就过劳死亡了，就是因为没有注意小病造成的。

热性体质，试试菊花枕

小冯是我一个多年的朋友，三十多岁，瘦得跟竹竿似的，前阵子结了婚。后来我跟他和他爱人一块儿吃饭，我问他婚后生活怎么样，他爱人说："别提了，你这个朋友以前我没看出来，是个麦秸秆脾气，一点就着，又很快就灭了。有时候说话把人呛得难受，我就真想跟他大吵一顿！"

我听了连忙说："嫂子可千万别这样，他本性挺好的。你跟他吵一顿，你心里的气儿出来了，他心里的气儿暂时憋住了，将来他还是撒到你身上，这样你们俩的矛盾会越来越深。"

人有五志喜、怒、忧、悲、恐，跟五脏心、肝、脾、肺、肾是对应着的。如果经常发怒，可以试着调一下体质，把肝火降一降。我仔细地给小冯"相了相面"（望诊），发现他尖下巴，脸色是黄里透着潮红，脸上还有几个暗红色的痘痘。于是我问他是不是大便干小便发黄，他说大便有些干，解手得用力才行，小便一直都很黄。

很明显，小冯属热性体质，这类人火热内盛，经常会出现咽喉肿痛、手脚心热、上火得症状，还爱发脾气，容易爆青春痘。

我把这些症状跟他们一说，小冯夫妻两个连连点头，说真是这样子。小冯的爱人还说，他浑身发烫，身上跟一团火似的，夏天夜里睡觉都不愿意挨着他。

其实这时候枕菊花枕最好了。用菊花的第一大功效是它可以清热，主要对付热性体质带来的身体上的不适。第二大功效是平肝火。中医认为，肝主怒，枕菊花枕可以平肝潜阳。肝火不旺了，人自然就不容易发脾气了。这里用菊花做枕头还有一大原因，药枕持续的时间比较长，但是药性相对较弱，而体质得慢慢改善，用药枕正适合这节奏，也不会带来不舒服的感觉。

我跟小冯说，回头到药店买点菊花，也不用贵的，几十块钱那种就可以了。如果喜欢软枕头的话可以直接用菊花做枕头，喜欢硬一点的枕头的话可以用菊花做个小枕芯，塞到枕头里。

小冯用菊花枕枕了一个多月，我再见到他的时候，他说效果真是意想不到的好。以前有时候他单位事儿一多，心一烦，晚上就特别容易失眠，现在却都能睡得香香的。

让懒人变勤快的"化湿膏"

堂弟过年回家的时候，让我没敢第一时间跟他相认。第一是因为我俩有四五年没见了，第二是因为堂弟的体型变化太大了。和堂弟及他爱人小芳坐在一块儿聊天，小芳说堂弟这人是不错，性格也很好，见谁都笑呵呵的，但就是有一点，太懒了！

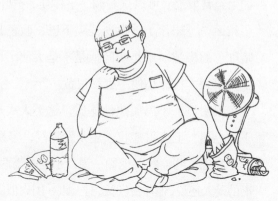

堂弟的"借口"却很简单，他说，人千万别发胖，胖了之后怎么都不想动。

我给堂弟"相了相面"，他形体肥胖，面色淡黄，脸上油光发亮，眼泡稍有点浮肿，这是身体里的湿邪过重了。

"跟胖有关，但是胖人里头也有活泼好动的。你这主要是因为身体里的湿气太重了。"我跟他说。

他们这圈子里三十多岁的年轻人大多不知道什么是湿邪（他们是从事外贸工作的），我于是接着说，湿邪是中医上的说法，它的特点是重浊黏腻。在南方，要是接连下了很多天的雨，感觉身上黏黏的，什么都不想干，这就是湿邪侵犯身体了。人身体上湿邪太重了，整天就会懒洋洋的，做事慢悠悠的，回到家就想往沙发上躺。

堂弟听了连连点头，说就是这样。他问："这有没有办法调一调啊？"

反正过年在老家，我闲着也没事，就说："我给你做瓶'化湿膏'，你吃上两个月试试？"

当天，我就在当地的草药店买了半夏150克，陈皮100克，茯苓150克，甘草60克，薏苡仁200克，冬瓜皮60克，蜂蜜1000克。这些药很常见，有利湿、消肿、利小便的作用。

我先把上述除蜂蜜以外的材料用清水泡上一小时，然后放入锅中煎了三遍，每次煎法都是一样的——加上比草药高上10厘米的水，大火熬到沸腾的时候换成小火再熬上20分钟。把三次熬好的药汁混在一起放凉，然后用纱布把药汁过滤一遍，把里面的药渣过滤掉，以免吃的时候影响口感。接下来是浓缩，把药汁倒入锅中开大火顺时针搅拌，待药膏剩下约1000毫升的时候，关上火，加入蜂蜜搅匀。放凉后，倒入事先准备好的杯子里密封。

每天早晚吃的时候盛上一至三勺。如果您的个头比较大，像我的堂弟一样，二百斤出头，一个人的体重就顶两三个人，就可以吃三勺；如果是中学生的话，吃一勺就够了；一般体重在一百五十斤左右的吃两勺就可以了。

堂弟过完年就带着我的膏方回上海了。那一瓶膏他吃了约二十天后就给我打电话了："哥，我现在感觉身体没有以前那么沉了，脸上也没以前那么油了。"我听了以后，就把化湿膏的详细做法通过电子邮件发给他。他又吃了四十天，已经彻底变成了个"勤快人"，比以前好动了，出汗也没以前多了。我又问他大小便的情况，他说小便比以前顺畅了，大便原来经常感觉解不净，解完后马桶还冲不干净，现在大便也成形了。

又过了两个月，他说自己的体重降下来了，半年瘦了差不多三十斤。

体内有湿邪的人，有的是一直都比较胖，有的是原来比较瘦但是突然胖起来的。突然胖起来的这类人大多形体肥胖，肚子上肥满松软，脸上的油脂较多，爱出汗，不想活动，稍一活动就感觉身上黏黏的。有的人还会有胸闷、气短等症状。看脸色大多淡黄发暗，眼泡还有些肿，还特别爱睡觉。但是这类人性格一般都比较好，比较温和、稳重，还比较善于忍耐。

身体内湿邪过重的人，很容易患高血压、糖尿病、肥胖症、高血脂、痛风、冠心病、代谢综合征等疾病，因此千万不可轻视湿邪。想要尝试的话可以自己在家做一道化湿膏试一试，但请注意一点，那就是孕妇禁用。

吃了"温阳膏"，每天都可以暖暖的

记得2015年秋天，朋友小秦心情很不好，原因是怀了两个月的孩子，莫名其妙就流掉了。我去安慰她的时候，一摸她的手，就跟大冬天摸到了河里的石头一样，冰凉冰凉的。我就跟她说："别太难过了，我回家给你做个膏方，你吃一段时间，把体质调得棒棒的，孩子肯定还能要上。"

第二天一大清早到医馆，我就到药房里抓了熟地黄200克，山药150克，山萸肉150克，丹皮90克，泽泻100克，茯苓100克，菟丝子100克，杜仲100克，另外还准备了蜂蜜1000克。

我先把中草药用清水浸泡半小时，然后把中草药放入锅中加水，没过草药10厘米。用大火煮沸后换成小火熬30分钟，这样第一煎就好了，把药汁倒出来，再用同样的方法煎两次。把三次煎好的药汁倒在一起，用纱布过滤一下。然后把过滤好的药汁再倒入锅中，一直用大火熬，中间不停地顺时针搅拌。最后等药汁剩下约1000毫升的时候，把蜂蜜倒进去，关火即可。放凉后倒入杯中密封，当天晚上就给朋友小秦拿了过去，并叮嘱她放到冰箱里，每天早晚吃上10~15毫升。

朋友小秦吃了两个月后，她自己说现在整天感觉都暖暖的，手脚也不像以前那么冰了，小肚子也不感觉凉了，大便也没有以前那么稀了。我跟她说："上次我见你的时候，一摸你的手，凉得跟冰凌碴子一样。你小肚子也凉，这说明你是阳虚体质，还有'宫寒'。你想一下，宫寒的时候，子宫里的环境跟冰天雪地一样，那孩子能成活吗？即便有的能成活，身体也不会太好。你再吃上一个月，正好到过年的时候，就把膏方给停了。出了正月，再要孩子，保证能要上。"

2016年春天，小秦果然要上了孩子。她定期做围产保健，胎儿在宫内发育得很好，到了秋天孩子果然就顺利地降生了。

上面我开的膏方，其实是个"温阳膏"，是专门调理阳虚体质的膏方，男女皆宜。

一个人阳虚的时候，形象地说，就好像在过冬一样。表现有两大特点：一是凉，手凉、脚凉，有些女人小肚子发凉，有些人感觉背上凉。会畏寒怕冷、大便稀、小便清长、长冻疮，穿得总比别人厚；二是"懒"，这里的懒主要是指白天不爱运动，好像要冬眠一样。晚上也不爱"运动"，对房事兴趣不旺，有些男性还会出现阳痿、早泄等。从情绪上也比较懒，不爱说话，做什么事儿都提不起精神。

如果您是阳虚体质的话，可以试试用上面的温阳膏，会感觉到身体里的阳气在一点点地聚积。吃上一段时间后，身体里的阳气充足了，整个人的精神状态会非常好，就好像春天里的太阳暖暖地照在身体上一般。

想精力充沛，我有提神香茶

刘先生最近接到了一个园林设计的大合同，干好了可以挣一大笔钱。但是他发现，晚上想加加班太难了，烦躁、脑子发木，坐在电脑前就不想思考，只想看个网页，聊个天什么的。一转眼一个月就过去了，他自己却还一点头绪、一点灵感也没有。他有点着急，就找我看看有没有什么可以提神醒脑的茶，给他推荐一道。

像刘先生这样问我同样问题的人还有很多，像是正在上初高中的学生的父母，要考研究生的大学生，还有从事各种各样工作的人。

有些人更严重，明明有很多工作要做，可是稍微加个班头就疼。我常常会这样劝他们，说他们现在的状态都是"小马拉大车"，得把马换成大的。

这时候我会力推一道"提神香茶"。方子很简单，买等量的迷迭香、薄荷叶。回来用手捏一撮儿，加到茶杯里，用开水冲泡后闷上5分钟就可以喝了。

当您打开杯子的时候，首先您会闻到一种清香，还会闻到一种精油挥发出来的辛凉味儿，精神马上就会为之一振。

近年来精油非常流行，常用在配方里的迷迭香是从欧洲传过来的一种香草，它可以消除胃胀气、增强记忆力、促进血液循环。迷迭香茶有能让人头脑清醒的香味，能增强脑功能，可缓解头痛的症状。从事大量精细脑力工作的人，或是需要大量记忆的学生可以不妨尝试饮用一些迷迭香茶。薄荷本身也有提振精神的作用的，它可以使人身心愉快。人一工作的时候，大脑处于高度紧张的状态。时间长了，大脑神经和血管会处于一种痉挛状态，这时候人就会感觉头疼、头昏。而薄荷叶恰恰有缓解大脑神经及血管的痉挛、促进新陈代谢、缓解头疼的作用。

这两味茶，一味给大脑补充营养，一味疏散大脑浊物；一味升清，一味降浊，效果当然良好。

刘先生喝了我推荐的这道茶，第二天就主动给我打电话，说真是想不到，他当天晚上就感觉大脑清醒多了。

这道茶虽然好，但是我还是得提醒大家，人的精力是有限的，最好的养生方法还是规律睡眠，养成良好的作息习惯，通过睡眠来让大脑得到充分的休息。另外，每天早晨一上班的时候，最好把一天的工作项目给整理一下，这样才能在短时间内产生最高的效率。

加盐橙汁，快速补充体力

单位组织出去旅游，要去爬一座一千多米高的山。我跟着报了名，第二天一大早，拿着自己准备好的饮料就上山了。爬山很累，但跟着大部队，我还是坚持下来了。到达山顶的时候，大家都夸我说体力不错。

我当时笑了笑，拿着自己的"饮料"跟大家眼前晃了晃说："要是没有它，我的体力早就透支了。"

这时候大家才注意到我手里的杯子，一个年轻的同事接过来一看说，不就是市场上卖的橙汁吗？

我摇了摇头："这是加盐橙汁，能快速补水补体力。"大家听了都很感兴趣，我就接着说，医院给患者输的吊瓶，常常用到糖盐水，其很大的一个作用就是快速补充身体所需的水分和电解质。现代医学说糖盐水能补充能量，从中医得角度来看说，汗血同源，运动以后出了很多汗，喝点糖盐水，经新陈代谢，帮助补充气血。因盐是"咸"的，"血得咸则凝"，这里的凝不是凝固的意思，而是说血得到一种"固守的力量"，不会轻易泄露掉，使能量的消耗得以缓冲，而不致"脱血"。

水果里选橙子，因为橙子有两大好处，一是含水分多，二是含的微量元素、糖分特别丰富，维生素 C 的含量尤其多。水分多有利于补水，糖分含量多有利于给身体增加能量。

大家听了都很佩服我，都说以后再出去玩，也得有先见之明的整一杯加盐橙汁准备着。

加盐橙汁做起来很简单，买两个橙子，剥过皮后用榨汁机把橙子榨成汁，如果果汁太浓的话，可以加点凉矿泉水冲淡一下。做好的橙汁您根据自己的喜好稀释成 500~1000 毫升，做好后加上 1 克盐即可。记住，盐千万不要太多，喝起来有丝丝的咸味就可以了。做好后赶紧装到事先准备好的瓶子或杯子里密封，以免被氧化。这道饮料您喝起来会发现口感特别好，甜甜的，酸酸的，还有丝丝的咸味，让人回味无穷。

其实，不仅是爬山，每天运动过后，孩子出去玩回来以后，都可以喝上一杯。加盐橙汁微量元素丰富，而且又非高热量高蛋白，老少皆宜。

让气虚人动力十足的补气膏

《灵枢》中提到："凡五人者，其态不同，其筋骨气血各不等。"这就跟我们的五个手指头各有长短一样，不同的人也有不同的体质类型。有很多人的身体偏于气虚，会表现出很多跟气虚对应的症状。比如有很多家长犯嘀咕说，别人家的孩子都活蹦乱跳的，自己的孩子就不爱动，胆子还特别小，有的还经常感冒；有些女士，皮肤没有弹性，胳膊上的肌肉往下搭拉着，有的还会出现臀部下垂、乳房下垂、肚皮松软等现象；有些中老年人会感觉吃饭不香，没食欲，严重的会出现胃下垂、子宫下垂等症状。这一切都跟气虚有关，气主升发，气虚的时候，就会出现器官下垂的症状。

　　我常跟人说，人气虚的时候，就跟车子轮胎没气了一样。气不足，不能负重，就行不远。只有把气补足了，人有劲儿了，情志也好了，生活才会有滋味。补气，对身体来说是一种调理，不能操之过急。我常给人用补气膏进行调理，组成包括：人参60克，白术100克，茯苓100克，甘草60克，当归100克，陈皮60克，升麻60克，柴胡60克，山药60克，蜂蜜1000克。

　　这个方子里的药都很常见，都可以上药店"一堆儿搓"回来，很省事儿。

　　跟大家说说这个方子吧，这个方子是根据古代的名方"补中益气汤"加减变化而来的。"补中益气汤"大家想必都听说过，但是每天用草药熬补中益气汤喝实在太麻烦，而且苦味让很多人受不了。补中益气丸容易令人接受一些，但是因为是中成药，作用相对就弱了很多。但做成膏就不一样了，膏即是汤剂的浓缩，又有中成药携带方便的优点。每天早晚吃上一两勺，平补效果非常好，还不会上火。如果您有上面我说的症状的话，那就赶紧按我下面说的把补气膏做出来，坚持每天吃一两勺吧！

　　这个膏做起来虽然有点耗时间，但是一点都不麻烦。先把除蜂蜜之外的中药用清水泡过后放到锅里，加的清水需要没过草药10厘米左右。先用大火煮沸后换成小火熬30分钟，然后把药汁倒出来，再用同样的方法熬两次。把三次熬好的药汁混在一起放凉，接着用纱布过滤一下，把里面的药渣给过滤掉，以免影响口感。最后就是浓缩了，把药汁倒入锅中开大火，用顺时针不停地搅拌，等药汁剩下差不多1000毫升的时候，加入蜂蜜搅匀就可以关火了。等放凉以后倒入准备好的杯中，封好口放入冰箱中。

　　我有个朋友，有一次因公出差时摔伤了腰，在床上躺了四个多月。能下床的时候，胳膊和腿都瘦了一大圈。他大腿上的肌肉松松垮垮的，都快出现肌肉萎缩了。我跟他说，中医上讲，"久行伤筋，久卧伤气"，这得把气给补一补。他的爱人按我说的给他做了补气膏，他吃了一个多月，肌肉就恢复了原来的样子。事后他跟我道谢说，自己当时非常害怕，害怕落下病根儿，害怕以后腿恢复不了。多亏了这补气膏，他现在非常安心。

给身体祛火的养阴膏

老家一个比较远的亲戚，虽然刚过四十岁，但是已经做了两次痔疮手术了。第二次是他听家里人说我在北京这边的医院里，就让我帮他联系大夫。一般老家的人来北京看病，我都很上心。因为感觉外地人挣钱不容易，应该帮人家少花钱少走弯路。手术非常成功，住了十天他就出院了。他出院后上我家感谢我，闲聊了一会儿，我对他说："你是典型的阴虚体质，脸型消瘦，还泛点潮红。嘴唇发干，估计你性格相对比较急躁，平时在家也是闲不住那种人。人阴虚的时候，还经常便秘，解大便的时候经常需要用力，这时候就容易把肛周的毛细血管撑破，时间长了，疮口愈合不了，就形成肛肠病了。"

他听了我的一番话，说我太厉害了，虽然在老家时也不怎么相互走动，近几年更是没见过面，但把他说得透透的。他还再三问我怎么办才好。

我笑了笑，说这没什么了不起的。阴虚体质的人特征都比较明显，什么是阴虚呢？中医上说的阴跟水差不多，这类人一般身体比较瘦高，性情比较急躁，还比较好动。看他们的嘴唇会发现嘴唇很干，问他们的话，他们会说，嗓子也经常感觉很干，眼睛也很干，身体发热，跟一盆火一样。

这类人容易出现复发性口疮、习惯性便秘，另外，阴虚体质的女性皮肤也好不到哪儿去，皮肤没水分没弹性没光泽，有时候还容易长斑起痘。

我最常用的调理阴虚体质的方剂是养阴膏：熟地黄200克，山药150克，枸杞子200克，山萸肉150克，丹皮90克，泽泻100克，茯苓100克，麦冬100克，百合100克，蜂蜜1000克。

这个方子里的药都是中医大夫的常用药。制膏的时候，先把这些中药用清水泡一个小时，然后把药放到锅里，加的水要高出中药10厘米。大火烧开后换小火煎30分钟，把药汁倒出来再用同样的方法煎两次。把三次熬好的药汁混在一起放凉，并用纱布过滤一下，以免吃的时候影响到口感。最后把药汁放到锅里用大火浓缩，记住要不断地搅拌。如果您偷了懒的话，就会糊锅。其实阴虚体质的人也是如此，如果不注意滋阴，身体也容易"糊"，从而表现出一些相关的症状。

药汁煎到差不多剩下1000毫升的时候，把蜂蜜倒入药汁中搅匀，然后放凉倒入杯中密封就可以了。每天早晚各服10~15毫升。

亲戚按我说的，回家吃了两个月后，脸上的潮红退掉了，手脚心也没有那么热了，大便也不干了，人也长壮了几斤。

名方新用的"补血膏"

说起血虚，很多人会想到贫血。贫血是现代医学的说法，血虚是中医的说法，很多人属于血虚体质，贫血可以说只是血虚体质众多症状中的一种。有些女性月经量过大，时间久了会引起血虚。还有一些人长时间消化道出血、痔疮出血等，也会引起血虚。还有一些人长时间思虑过度，操劳过度，会耗费心血，也会引起血虚，但是主要会表现为心脏上的症状，比如心肌缺血、心慌等等。还有一些人外伤、手术等大量出血，也会引起血虚。

血虚体质的人跟别的体质的人还不太一样，他们的身体会比较差，脸色、嘴唇、指甲都发白，没有血色。血虚的时候，血液循环没有足够的力量上行到大脑，所以会头晕。人体的营养物质有很大一部分是通过血液循环输送到全身的，所以血虚的时候，还会有肢体麻木、筋脉拘挛等。心藏神，所以心血不足的时候，还会出现心慌、失眠、多梦等，这类人平时还不爱说话，说话声音比较低，经常感觉身体没劲儿。

说起补血，中医的医家首推的还是四物汤，原因很简单，虽然只有四味药——当归、白芍、熟地黄、川芎。但是补血效果很好，并且不燥不腻。以前我碰到血虚的人时，也会毫不犹豫地推荐四物汤。后来有些人不愿意喝汤药，嫌弃汤剂得天天煎，比较麻烦。我自己琢磨了一段时间后，就加上了阿胶、红枣，做成膏方，做一次就可以吃一个月，非常方便，也很受人欢迎。

后来我就把这个方子给定了定量，组成是：当归150克，白芍150克，熟地黄120克，川芎100克，另外还有阿胶100克，大枣100克。

这些最常用的中药，跑一趟最普通的中药店之后就能集齐。做膏的时候，先把前面的四味药加清水泡上一两个小时，然后把药放到锅里，加的水要没过草药10厘米。先用大火煎至沸腾然后换成小火再煎30分钟左右，把剩下的药汁倒出来，再用同样的方法煎两次。接下来把三煎的药汁混在一起，用纱布过滤一下，再放到火上，用大火加热浓缩，记住要不停地用顺时针搅拌。当药汁剩下约500毫升的时候，先准备一小碗开水，把阿胶敲碎放到碗里搅拌，使其完全溶解，然后把它倒入锅中关火。最后，您可以把红枣切成细丝或打成粉，倒入锅中搅拌均匀。

等膏放凉后倒入事先准备好的杯子里，密封起来，第二天一早，您会发现糊状的膏方就做成了。每天早晚吃上一两勺就可以了。

这个方子我已经给几百人试过了，都说调血虚效果非常好，而且还很方便。

化瘀膏，让血液流动起来

小张是我表妹的同事，她有天给我打电话，说自己最近老是偏头疼，吃药也不管用。头疼还没有规律，指不定什么时候疼起来就让人要死要活的。我又详细地问了问，她说自己头疼有两年了，每年冬天都是这样，尤其是来例假前，那会儿就疼得更厉害了。

当时我心里就想，这是典型的经前期紧张综合征，她不会是血瘀体质吧？没想到一问，得知她脸上有斑，爱生闷气，记忆力减退。果不其然，就是血瘀造成的。血瘀的时候气血运行不畅，不通则痛，所以很多血瘀体质的人不是这疼就是那里莫名其妙地疼。而小张本身就是血瘀体质，再加上到了冬天，肯定会犯病，偏头痛反复发作就不奇怪了。其实中医常说"天人合一"，到底是什么意思？就拿这个患者来说，人的血管跟河道差不多，血瘀的时候河道流水比较慢，再加上天一冷，肯定会冻上，这时候人就犯病了。

我跟小张一说，她听了听连连点头，说真是这样子。

我给小张开的是膏方——化瘀膏：当归150克，生地黄200克，桃仁100克，红花60克，桔梗60克，柴胡100克，青皮60克，川芎100克，牛膝100克，山楂100克，蜂蜜1000克。

这个方子里的药都是中医大夫的常用药，到药店去买回来就可以了，也不算贵。回来制膏的时候，先把前面的药用清水泡一个小时，然后把药放到锅里，加的水要高出草药10厘米。然后大火烧开换小火煎30分钟，把药汁倒出来再用同样的方法煎两次。把三次熬好的药汁混在一起放凉，并用纱布过滤一下，以免吃的时候影响到口感。最后是浓缩，把药汁倒入锅中，开大火同时不停地顺时针搅拌，直至药汁剩下约1000毫升为宜。这时候加上蜂蜜拌匀就可以关火了。

药汁放凉，倒入事先准备好的杯子里密封，然后每天早晚饭后喝上10~15毫升。

小张按我说的，喝了一周之后偏头疼就没了，又喝了三个月，整个体质都调整过来了，脸上很光亮，心情也好多了。

血瘀体质的人不仅会出现上面的症状，还会出现皮肤干燥、瘙痒，脸上会起斑，面色晦暗，嘴唇也发暗，还会起暗疮（就是色素沉着的那种，很难消散），有些女性还会出现痛经、闭经等等。从情绪上讲，这类人大多爱生闷气，不喜欢跟人沟通，爱皱眉绷脸，健忘，记忆力也不太好。

千万别小看了血瘀。气血流动慢的时候，人容易出现高血压、中风、冠心病，得肿瘤的机率将大大增加，因此血瘀绝对不容小视！

上面的化瘀膏里，用的多为活血化瘀的药物，还有一些是补血的、行气的。气行则血行，脾为气血生化之源。虽然方子里的药多了一点，但是调得很全面，所以我希望您不要嫌麻烦。不过还有一点要注意，那就是该方孕妇禁用。

请您牢记：当你对自己的身体嫌麻烦时，身体早晚会给你带来更大的麻烦！

病是憋出来的，请用解郁膏

咱们有时候安慰人的时候，会说"高兴一点，你这样会憋出病的"。别觉得这是危言耸听，对于那些气郁体质的人来讲，时间长了真的会憋出病来。

曾经有科学家做过实验，将人生气的时候分泌的唾液让蚂蚁吃，蚂蚁就死掉了，但人高兴时分泌的唾液蚂蚁吃了就没事。所以请您试想一下，生气了，心里想不开。这情绪憋到心里，那就是把毒素憋到身体里了。时间一长，毒素积累得多了，身体受不了当然会生病了。

这类人大多是气郁体质，经常会神情忧郁，烦闷不安，焦躁但不善于沟通，经常无缘无故地叹气，还容易心慌、失眠。有些女性一生闷气还会出现两胁或乳房胀痛。

我有个侄女，刚毕业两年多，供职于一家私企，收入非常高。但是有一点，她的顶头上司属于那种非常强势的人，而且眼里容不得一点沙子，所以这个工作经验还不是很丰富的女孩子经常被吵被骂。我有一次去她家玩，在说话的时候我发现她整个人显得很抑郁，而且经常不自觉地叹气，就问她最近怎么样，她把单位的情况跟我说了。

我嫂子在边上接话了："这孩子就是心眼儿小，老板说难听话，你别往心里去不就完了，她每次挨完骂回来饭都吃不下。"

我说："一个人一个样儿嘛，再说了，有几个能像你说的那样，这耳朵进那个耳朵出啊！"

嫂子听了笑了笑，我又安慰侄女："你再这样真会憋出病来的。我听你说的话，觉得你的老板这人还是不错的，他骂你是难听了一点，但是对事不对人。你不要生闷气，更不要一个人胡思乱想。"

第二天，我专门给她熬了一个膏方叫"解郁膏"送到她家，让侄女每天早晚服用。

两个星期后，侄女说自己心情好多了，不感觉压抑了。又过了一个多月侄女来找我，我再见到她的时候，感觉她整个人浑身上下的气质已经从负变成正了，笑的时候很开朗，眼睛也很有神。她还说，最近领导跟同事都夸她，说她变化大。

我给她熬的膏方叫解郁膏，是专门针对肝气郁结的。它是根据比较有名的疏肝理气方"逍遥丸"转变而来的，包括柴胡 100 克，陈皮 60 克，川芎 60 克，当归 100 克，枳壳 60 克，白芍 150 克，炙甘草 30 克，茯苓 150 克，香附 100 克，郁金 150 克，以及玫瑰花 100 克，蜂蜜 1000 克。

做的时候，先把上面罗列的中草药用清水浸泡一小时，然后把草药捞出来放到锅里，加的水要没过草药 10 厘米左右。先用大火煎至沸腾后，换成小火再煎 30 分钟。把药汁倒出来后再用同样方法煎两次，把三次煎好的药汁混在一起，用纱布给过滤一下，把药渣滤出来。接下来是浓缩，把药汁倒入锅中用大火加热，并一直顺时针搅拌。当药汁剩下约 1000 毫升的时候，把玫瑰花用手揉碎，加入药汁中，再加入蜂蜜搅拌均匀即可。等药凉的时候，倒入杯中密封，每天早晚一两勺就可以了。

人是有气场的，当你憋屈的时候，别人看着也会不高兴，你吵架的机会就更多。相反，当你是一缕阳光的时候，别人也会跟着阳光起来，你的工作也就顺畅了。

老少皆宜楂梨膏

有位老先生是我的老病号，自从添了个小孙孙之后，因为我从医的缘故，隔三岔五给我打电话。2016 年秋天对于他的孩子来说可谓是"多事之秋"，隔上半个月二十天的就得上医院去看病。每次去医院，大夫都说孩子是食积了，消化不了东西引起了内热，引发了感冒、发烧、肺炎。

每回为孩子花了几千块钱，在医院住了几天院好了。他抱着孩子来找我，说以前老是给我找麻烦，没想到不想给我找麻烦还不行。孩子最近住了三次院了，还得来找我。我一看，孩子挺瘦的，但是摸摸肚子却圆鼓鼓的。这是食积，再不调理还是会生病。

我跟他说首先是忌口，别让孩子吃太饱。然后，我教他做了个膏方叫楂梨膏，让每天吃完饭后给孩子吃一勺。

楂梨膏做起来很简单，买新鲜的山楂和梨各2斤，洗干净以后把核去掉，然后捣碎取汁，加到锅里加上500毫升水，用大火煎至沸腾后换成小火，中间不停地搅拌别让糊锅。等煎到浓稠状的时候，加入120克蜂蜜再搅拌均匀就可以了。放凉以后倒入杯子里密封，每天中午和晚饭后给孩子吃一勺。

朋友按我说的去熬了膏给孩子吃了，两周后就说孩子明显不食积了，吃饭也香了。两个月后，朋友说孩子的体重开始增加了，再不像以前那样看着很瘦很虚了。

楂梨膏是明代一个叫龚廷贤的名医写的医书《种杏仙方》里的一个方子。《种杏仙方》这本书我非常爱看，里面的方子有的是龚廷贤自己的，有的是他收集的，但是大多是一两味药组成，而且大都是日常能找到的材料，里面的方子大多又简便又有效。

楂梨膏就是这么一个方子，调理消化不良的效果很好。山楂助消化效果非常好，但是缺点也比较明显，不能多吃，吃多了牙受不了，胃也受不了。梨也有助消化的作用，同时还可以清热、润肺、消痰、止咳，还可以利尿、通便。把山楂和梨配在一起，不仅可以助消化，还可以清肺热。这样孩子既可以消食积，也可以预防呼吸系统疾病。需要注意的是，上面说的是一个典型的病例。平时您也可以准备一份放到冰箱里，哪天孩子吃多了，就给孩子吃一勺，不一定非得天天吃。

这个膏方还有预防动脉粥样硬化的作用，因为山楂还可以降脂活血，营养学上说山楂可以降血脂、血压、强心和抗心律不齐等，还可以抗癌。

而梨可以清热、通便、降低胆固醇。所以，如果有的老年朋友身材胖硕，有高血脂、动脉硬化等疾病，也可以吃一点楂梨膏。

 ## 经常感觉疲劳，就吃龙眼膏

疲劳是万病之源。很多人要么身体超负荷工作，要么操心的事太多。如果您是这一类人，我推荐您吃一段时间的龙眼膏。

小区里的王阿姨刚退休，以前在小区里经常能碰到她，但是最近两个月却都没见着她。偶尔又碰上之后，我就顺口问："可是好长时间没见了，退休后去哪儿享清福了吧？"王阿姨又摆手又摇头："别提了，在家带孩子呢，比上班的时候还累。以前上班的时候光操操心就行了，现在带孩子又得背又得抱，还得每时每刻看着，身心都受不了。"

"那您回去熬点龙眼膏吃吃吧，可以帮您顶一阵子。"我说。

她很感兴趣，相互约了一下，晚上我就给她打电话，在电话里跟她讲龙眼膏怎么做。我告诉她说，做法很简单，准备好等量的新鲜龙眼肉跟白糖。把龙眼去壳去核切碎，加入等量的白糖倒入锅中，大火煮开后换成小火，不停地搅拌，等成膏以后关火就可以了。每天早晚各吃一勺即可。

龙眼就是我们常说的桂圆，它可以补脾益胃，养血安神。一般来讲，当有人有"脾胃虚弱，食欲不振，或气血不足，体虚乏力，心脾血虚，失眠健忘，惊悸不安"的时候，大夫在开处方的时候都会加上桂圆。身体劳累或者心理劳累过度，浑身没劲儿，晚上睡不好觉等等，不舒服的时候，都可以用桂圆来调理。

这个膏方也不是我自己发明的，它是《随息居饮食谱》里的一个方子，说它"大补气血，为胜参芪"。而桂圆的药性比较平和，所以用它进补的话又不至于出现上火等不适。

王阿姨吃了龙眼膏有三四天，首先的反映就是体力稍有恢复，晚上能睡好觉了。半年后我又见她，她非常感谢我，说多亏我教她的龙眼膏帮她顶了这半年。现在孙子上幼儿园了，自己也省心多了。

单位还有个女护士，平时不爱活动，大家都说她是"风都能吹倒的空壳壳"。前阵子因病请了半个月的假。我制了一小瓷罐的龙眼膏给她吃。她也表示感觉非常好，身体比以前有劲儿多了。

如果有的女性平时月经量比较大，身体比较虚的话，可以在收膏的时候，把红枣打成粉或切成丝放进去，这样吃上一段时间。

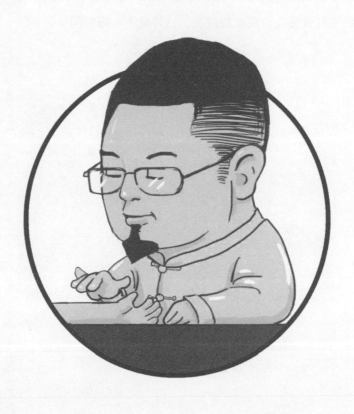

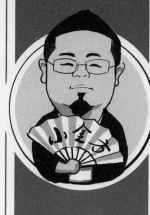

第五篇

感冒发烧，不上医院

小
金
方

风寒感冒，家里豆豉帮大忙

2016 年冬天给一个朋友家的孩子看好了发烧，他很感激我，非要请我到他家吃饭，还说都是自己爱人做的家常菜。我到朋友家后，发现朋友的妻子果然"身手了得"，做了八个菜，每个菜都跟饭店里做的差不多。我们边吃饭边聊天，其中有一个菜我一看是油麦菜，还加了豆豉，吃起来特别有味。朋友说，这个菜叫"豆豉油麦菜"。我有"职业病"，就跟他们两口子说，这个豆豉治感冒效果特别好，尤其是受寒引起的感冒。

朋友夫妻两人当时很有兴趣地看着我，有点想知道答案的意思。我就跟他们说："感冒这是小病，没必要上医院去治。如果出现鼻塞、流清水鼻涕、不停打喷嚏，就把家里的葱剥两根儿，小细葱就行，像小拇指那么细的就差不多，切成像小拇指那么长的五段儿，然后放在蒜臼里捣碎。家里的生姜切 5 片，像一元钱的硬币大小就可以了。然后找个小锅加入 600~700 毫升水煮开，把适量的葱白、姜和豆豉 20 克一块儿放进去，再用小火煮上 10 分钟。要是白天的话，就拿它当茶，趁温热的时候

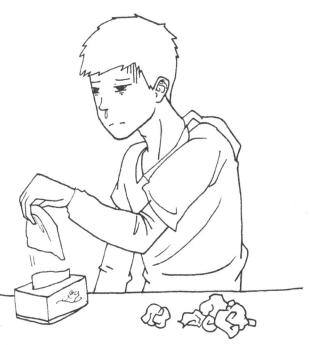

慢慢喝；要是晚上要睡觉的话，就一气儿喝上一小碗儿，然后盖着被子睡上一觉。不出两天就好了。"

说者无心，听者有意，没想到这个方子竟然成了他们家治感冒的通用方了。后来我再见这个朋友的时候他说，自己有一次感冒就是用这个方子，头天晚上加第二天白天一天，喝了几次，第二天晚上清水鼻涕就少了，第三天就全好了。从那以后，他家里人只要打个喷嚏，妻子都会用这个方子熬点水让家里人喝，没想到从冬天到春天，全家人没一个人再感冒过。

豆豉是一种家里很常用的配菜食品，是大豆发酵成的，老一辈的人可能都会做。以前我母亲夏天爱做豆瓣酱，就会做点豆豉。您不会做也没关系，现在超市里都有卖的，也不贵，三五块钱就能买一包。

从现代医学讲，人受凉、淋雨或者过度疲劳的时候，全身或呼吸道的防御功能就会降低，这时候本来呼吸道里就有的，或者从外界入侵的病毒、细菌就会迅速繁殖，引起感冒和呼吸道感染。也就是说，感冒的根本原因还是因为身体的免疫力和抵抗力太弱了。而豆豉里含有很高的豆激酶、蛋白质以及很多种维生素和矿物质，尤其是豆豉中还含有大豆低聚糖，它又叫双歧因子，可以帮助提高身体的免疫功能，帮助排出身体里的毒素。中国人从汉代就开始用豆豉了，发现它有疏风、解表、清热、祛湿、除烦、宣郁、解毒的功效，对风寒感冒的效果非常好。《本草纲目》里说豆豉可以"下气，调中。治伤寒温毒发癍，呕逆"。

葱白的功效相信您一定知道一些，主要是温阳、解表。感冒是因受寒引起，葱白可以给身体鼓舞一些阳气，阳气多了，寒邪自然就从身体里溜走了。生姜可以扩张血管，加速血液循环。它就像传令兵，飞快地把豆豉、葱白的作用带到全身各处。这样，感冒当然很快就好了。

我有次看个"变废为宝"的电视节目，上面有人把大桶可乐瓶子裹上粉色的纸，瓶嘴处画上猪的两个鼻孔，鼻嘴上面再加上眼睛和两个大耳朵，一个可爱的小猪就出现了。食材也是如此，您也可以想一想，家里除了豆豉、葱、姜，其实也还有很多食材都能治病呢！

风热感冒，喝茶就能解决

　　夏天易患的感冒类型是风热感冒，风热感冒就是受热邪引起的感冒。由于受的是热邪，因此表现出来的症状以热证为主，比如说高热、喉咙肿痛、咳黄痰、流黄鼻涕、嗓子干总想喝水，对着镜子看看自己的舌尖还会发现舌尖的边缘赤红赤红的。我跟很多得风热感冒的人说话的时候他们都会说，风热感冒可是比风寒感冒要难受多了，事实也的确如此！

　　这时候，很多人会选择藿香正气水。但藿香正气水这种药虽好，它那让人喝一次一辈子都不会忘的味儿却让很多人对它拒之千里。还有些人要开车，如果喝了藿香正气水被认为是酒驾那麻烦事儿就多了。

　　我给大家推荐的小方子很简单，配方是紫苏叶 10 克，薄荷 10 克，柴胡 10 克。都是常用的中草药，一般的中药店里都有卖的。把它们放在1000 毫升水里泡 20 分钟，煮 15 分钟。然后放在水杯里，上午分数次趁热喝下去。药渣别扔掉，下午的时候再用同样的方法煎一次，同样还是趁热分数次喝。

　　紫苏叶是一种常用的中草药，闻起来有种特别的香味，这是因为它含有丰富的挥发油，比如紫苏醛、柠檬烯、薄荷脑、芳香醇，散热的作用很好。其中的紫苏醛还有镇静作用，可以应对伴随风热感冒出现的剧烈头痛等症状。中医上也说它可以解表、清热、行气；薄荷这种芳香类的植物大家就比较熟悉了，能发汗解热、清心除烦；柴胡的退热效果很好，里面的丁香酚、柴胡皂苷等具有明显的解热作用，柴胡皂苷还可以消炎。柴胡里还含有柴胡多糖，它能增强免疫细胞的吞噬能力。整个方子熬成茶后喝起来口感也好。

　　我的堂弟有一年夏天得了风热感冒，就是用我的这个方子治好的。他后来跟我说，别看他三十多岁了，以前得风热感冒的时候，都是捏着鼻子，鼓起很大的勇气去喝藿香正气水的，现在终于找到替代品了。

　　另外多说一点，这里我为什么要加入 1000 毫升水呢？因为正常情况下，咱们身体每天的耗水量为 2000~2500 毫升，体内物质氧化可生水 300 毫升。也就是说，每天补充 2000 毫升左右的水分对我们的健康最有好处。

而熬两次药，就把草药的药效最大程度地挥发了出来。而且每天补充的水分又正好够身体用，一举两得。

头痛难忍，试试一贴灵

前阵子有个朋友打电话给我，说他上大学时的一位老师经常头疼，想找我看看，我欣然应下。我问这位老教授怎么回事，老教授的老伴儿说："都是没事儿找事儿造成的。去年退休了在家，他也闲不住，非要自己再搞个研究。现在头疼成这样，别说研究了，生活都顾不住了。"

原来，老教授退休后，舍不得自己这一肚子学问。他说自己以前上班的时候整天忙着带研究生什么的，有很多课题没时间做。想着退休了在家没什么事，就把以前没有做的课题好好钻钻。

他的老伴就说，这都一大把年纪了，整天泡到书堆里，谁能吃得消？

我当时一听，感觉屋里的气氛有点紧张，就赶紧给他们"和稀泥"。我说："我以前去过新加坡，那里对 60 岁以上年龄段的人都叫'乐龄人群'。意思是说，到了 60 岁以后，养儿育女的烦恼没有了，竞争激烈的工作搁下了，这是前所未有的自由、轻松。这时候的生活，首先要健康、快乐。老先生，您搞课题没有错，但是不能太过。把身体搞垮了，那就有点舍本逐末了。"

老教授听了连连点头，他老伴也说："你看人家大夫说得多好，你得好好听听！"

说得我还有点不好意思了，我仔细给他检查了一下，发现他属于紧张性头痛，就跟他说："这病您要是不注意，以后还会反复发作，而且发作次数会越来越多，您可得注意了。不过目前还不是什么大问题，我这有个小验方，白附子 3 克，川芎 3 克，白芷 3 克，把它们研成细末，然后切葱白取像中指那么长的一小段捣碎成泥状。然后把它和上面的药混合调匀，用胶布贴敷在脑袋两边的太阳穴上，一般一个小时就可以止疼了。"

头疼从现代医学上来讲跟神经功能失调、血管痉挛有很大关系，中医上多认为与风邪犯脑、痰湿阻窍、气血不畅有很大关系。叫法虽然不一样，但却是一个理儿。我这个方子里，白附子又叫独角莲，有祛风痰、通经络、镇痉止痛、散结解毒的作用，现代有科学家曾经在白鼠身上做过实验，发现它对中枢神经有镇静作用；川芎很多老年人都知道，有些老年人的常备药里就有川芎，如川芎清脑颗粒等。原因在于川芎里含有川芎嗪，它有抗血小板聚集、扩张小动脉、改善微循环和脑血流的作用，对头疼、偏头疼效果都有明显的作用。中医也认为，它行气活血、祛风止疼的效果特别好，并且它"辛温，善升"，可以将药效作用到"头目巅顶"，所以治头疼效果好；白芷可以祛风止痛，研究发现它还有中枢兴奋作用，可以让大脑中痉挛的神经活跃起来。选太阳穴是因为这个穴位可以给大脑以良性刺激，能够解除疲劳、振奋精神、止痛醒脑。上面三味药，内外兼攻，自然可以让头痛很快消除。

这个方子是我多年经验的总结，那位老教授用此法过了一周之后，头痛已经不见。朋友也很感激我，说感觉为自己的老师做了点事。

小小青蒿治低热

2016 年 7 月的时候，北京交通广播请我到山区义诊。原因很简单，那个地方缺医少药，医疗水平非常差。我到了那里之后非常受欢迎，村里的喇叭一广播，村民们就很快涌了过来，并排起了长队。

其中有一个妇女抱着孩子来找我，说自己的孩子发烧了。我先用手在孩子的额头上摸了一下，确实发烧了。用温度计量了一下，是 37.6℃低烧。本来想给她开个处方的，但又突然想起来，如果开了处方，这个地方却没有药卖，还是不能给孩子治病。我思量了一下，问她："您这里应该有青蒿吧？"

妇女回答："俺们这儿满山都是！"

"那太好了！您去摘一些青蒿，摘的时候要摘那些嫩的。先把 500 毫升水放到火上烧开，然后把洗净的青蒿放进水里面焖 5 分钟就可以了。每天分五六次给孩子喂青蒿水，每次 50 毫升。我这两天都在村里，明天如果孩子还不退烧，您再来找我！"

第二天下午，妇女来找我说孩子的烧已经退了，现在在家睡觉呢！

我也安下了心。

她在感谢我的时候，我还告诉她："秋天孩子不是容易拉肚子吗？你还用同样的方法，取青蒿 20 克，加 200 毫升水煮开后熬好，然后每天早晚给孩子喝 50 毫升，还可以治拉肚子。"我还跟她说了，村里面四五十岁的妇女，如果感冒时心烦、心热，晚上睡觉出汗（医学上叫盗汗），也可以把青蒿洗干净，加上盐调一调，当凉菜吃上一阵子就好了。

在这里用青蒿解热，有两大原因。首先，它具有清热解毒的作用，而且用它不仅不会对身体造成伤害，还有平补的作用，所以《本草新编》中说"盖青蒿泻火热，又不耗伤气血，用之以佐气血之药，大建奇功"；第二，小孩子低烧多与阴虚有关，青蒿治疗阴虚内热的效果很好。因此，如果您的孩子出现了低烧，可以先别忙着给用抗生素。用抗生素的效果还不如用青蒿的效果明显，不如先喝一天青蒿水再说。这个方子是我的经验方，原因无它，我老家的人都是这样给孩子治低烧的。

青蒿给小孩子治拉肚子，是因为青蒿中含有大名鼎鼎的青蒿素，青蒿素的抗疟功效举世公认。如果您还有印象的话，就会发现 2015 年的时候，中国的科学家屠呦呦获得了诺贝尔奖，突出贡献就在于由青蒿中提取的青蒿素和双氢青蒿素，创制了新型的抗疟药。

一道甜茶止肺咳

也许各位身边的亲戚朋友里，有人到了秋天就会咳嗽，有的人甚至年年秋天都是这样，这其实跟肺燥有关。去年秋天，我跟一个朋友，我们两家人一起开车到郊县游玩。八个人坐在一辆别克商务车上，朋友的爱人咳了大半路。朋友说："你就不能忍忍，别把孩子都给传染了。"

我当时听了说："传染倒不会，她这咳嗽是跟秋天天气干燥有关。"

朋友爱人听了连忙把我的话茬儿接过来了："是呀，我每年都是这样。我也觉得跟秋燥有关，我的脸上很干，有时候还会掉点皮屑。"

我就说："回去我给你调一下吧。"

之后玩了一天，大家都非常开心。下午五点多回到家，我请他们到我家稍作休息。在家里我又给朋友的爱人详细地做了诊查，发现她还有大便秘结等症状，所以的确是肺燥咳嗽。我跟朋友的爱人说，咳嗽、脸干、便秘等症状都跟肺燥有关。如果不治的话，时间长了还会形成慢性咳嗽，那时候治起来就麻烦了，因此要趁现在赶紧治。

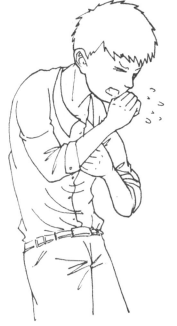

我给她开的方子是：鲜百合50克，梨1个（切成小片、去核），加入500毫升水中大火煮沸后换成小火，再熬上半小时，最后加蜂蜜50毫升搅匀。每天可以分早晚两次喝，也可以当茶一天内喝完，其中的梨和百合可以吃掉。开始喝了之后三五天内就会见效。

朋友爱人吃了三天，就说已经不咳了。我告诉她，继续再吃上一周，皮肤干燥、便秘等症状都会有改善。一周后，朋友的爱人说，果然如此，真是厉害，一个小食疗方就把她几年的咳嗽治好了。

肺燥咳嗽，多与秋天燥邪伤肺有关，秋

冬季都会有。百合炖梨水，想必很多人都听说过。这里面梨是润燥的常用食物，就不多说了。中医上讲百合有润肺止咳、养心安神的作用，营养学里分析它除了含有钙、磷、铁、维生素等多种营养元素之外，还含有一些特殊的营养成分，如秋水仙碱等多种生物碱。这些成分综合起来，营养滋补的功效非常明显，而且还可以预防秋天因为干燥引起的很多病。

但是，这个方子的特别之处是我在其中加了蜂蜜，这里我为什么要加蜂蜜呢？原因很简单，蜂蜜也可以润燥，而且它还有个功效——通大肠。中医上讲"肺与大肠相表里"，所以上面我那位朋友的爱人除了肺燥咳嗽外，还有便秘。

上面这个方子，三种食材合用，润肺除燥、泻火通便，身体上下通畅，燥邪自然可去。

把肺脏补强，就不易患"外感咳嗽"

我的表弟是个工程师，经常天南海北地跑。这个月在东北，下个月就跑到新疆了。以前我还挺羡慕他的工作呢，能把全国的锦绣河山都转个遍。可是直到有天他竟然辞职回天津老家了，我很惊讶，问他原因。表弟说，不知道怎么回事，他一换个地方就会咳嗽，冷也咳，热也咳，一刮风也咳。

我听了心里跟明镜似的，这是外感咳嗽。就告诉他说回来也好，把肺脏先好好养一养。养肺也很简单，白萝卜1个，杏仁10克，陈皮10克。把白萝卜洗干净切成拇指大的小块，然后加到300毫升水里煮沸，换成小火再煮十几分钟。每天早、中、晚各喝50毫升。

表弟问我他这病是怎么回事儿，我告诉他："你这是肺脏功能太差了，经受不了自然气候的变化。中医上说的'风、寒、暑、湿、燥、火'本来是大自然的'六气'，可是因为你的肺脏功能实在太弱了，受不了这'六气'，所以就变成'六邪'，让你的肺脏生病了。打个比方说，你这时候的肺脏就跟受了伤的老虎一样。原来老虎是百兽之王，狼啊豹啊都是它的美餐，可是如果它受了伤，狼反而会威胁到它的生命。"

表弟说他明白了。

他用了上面的方子，喝到第三天就不咳了，我又让他再喝一周，以巩固疗效。

给您讲讲这个方子的医理吧。我们的肺脏主呼吸，最喜欢"宣发"，它宣发的途径有两个，第一个是往外扩散，所以中医上讲"肺主皮毛"；第二个是往下降，所以中医上说"肺主沉降"。肺脏最不喜欢的就是"瘀"，一瘀就感冒，一瘀就咳，一瘀心情也会变得悲伤。我这个方子里白萝卜有通气的作用，而且是通下气。这一点很多人应该会感觉到，因为吃过白萝卜后放屁的次数会增加。白萝卜可以通气，通到肝、脾、肾，让五脏的功能协调；杏仁在这里的作用是祛痰、止咳、平喘、润肠、下气。研究也发现，杏仁中含有苦杏仁苷，苦杏仁苷在体内能被肠道微生物酶或苦杏仁本身所含的苦杏仁酶水解，产生微量的氢氰酸与苯甲醛，对呼吸中枢有抑制作用，达到镇咳、平喘的作用。另外，杏仁味苦下气，且富含脂肪油。脂肪油能提高肠内容物对黏膜的润滑作用，故杏仁有润肠通便之功能。"肺与大肠相表里"，肺经和大肠经这一阴一阳都通畅了，阴阳平衡了，咳嗽自然就消了。人为什么咳嗽？肺气该往下走却没有往下走，而是往上走了，所以就咳嗽了；再说说陈皮，陈皮在这里有燥湿化痰的作用，它还可以"行气"，对白萝卜和杏仁的药效也有推动作用。

需要提醒您的是，白萝卜在买菜的时候就能买到，陈皮也可以自己晒一些，但是杏仁却一定要到药店去买才可以，因为没有经过炮制的杏仁是有毒性的。

平补肺气，反复感冒不再愁

感冒可以说是人体健康的"晴雨表"，经常反复感冒的话，那就说明你的免疫力比较低下了。中医上来讲就是"正气不足"，所以外邪容易入侵。

有次有个三十岁左右的女士来找我，说她自己总是感冒，一两个月就感冒一次。有时候感觉风一吹，身体打了个哆嗦，过几个小时就能鼻涕连连。她问我能不能把她的身子给好好调理调理。我说，这跟免疫力低下有关，得补一阵子。

女士听了连连摇头，说自己补不得，平常不敢吃一点儿热性的东西，一吃就出汗，就上火，然后稍一受凉就感冒。这身体就好像钻到死胡同里一样，怎么也出不来了。

这一切都跟肺气虚有关，肺气虚会导致全身出现气虚的症状。气主固摄，肺主皮毛，肺气不足，自然就会容易出汗、感冒。但是身体太虚弱了，就又"虚不受补"。

这时候不是不能补，是得平补。平补的话，用膏方最合适了，一天早晚各来一两勺，身体就能慢慢好起来。

我给她开的膏方是：

组方1：白参50克，生黄芪500克，党参300克，白术300克，防风250克，麦冬300克，黄精300克，绞股蓝250克，五味子250克，山药300克，杏仁200克，陈皮50克，砂仁20克，炙甘草30克。

组方2：大枣250克，龙眼肉250克，红糖200克。

组方1里这么多味药，有润肺、化痰、益气、祛湿的功效，还有健脾、暖胃、补血、收敛的作用。制膏的时候，先将全部的中药放入清水中浸泡三小时，接着将药材倒入锅中，加上水，水以没过药材15厘米为佳。开大火，药液沸腾以后换成小火再熬25分钟，把药汁倒出来。用同样的方法再煎两次，然后把三次煎成的药汁混在一起。

把药汁放置三四个小时，目的是把药汁里的残渣沉淀一下，随后用纱布将残渣过滤掉，就可以开始浓缩了。把药汁倒入锅中，开大火，药汁沸腾时开始顺时针搅拌，一直用大火。等药汁剩下差不多1000毫升的时候，加上红糖再搅拌上几分钟。关火冷却，这时候会发现药汁已经变成浓稠的糊状了。

这时候不要闲着，把大枣、龙眼肉用刀切成均匀的细丝，切好后倒入药糊中。黑色的药糊里加入红色的大枣丝，还有龙眼肉做装饰，看起来就让人垂涎三尺。

这时候一瓶可口的膏就做成了，倒入事先准备好的瓶子中密封，待彻底放凉以后放在冰箱里，第二天一大早就可以开始进补了，就这么简单。

那位女士吃了这种膏，两个月后跟我说，明显感觉力气足了。以前爬楼梯都又是喘气又是出汗，现在已经没有这种情况了，而且这期间也没有再感冒过。

我笑着回答她，这个方子我已经用了二十多年了，大部分人的反响都很不错。

吃自己做的膏，把自己的身体调到最佳状态，这种自豪的感觉别人是体会不到的。

不让寒邪犯身体，就喝二椒茶

我每天都要接触大量的患者，也曾经留意了一下，一百个人里头，有六十多个都是身体偏寒，热性体质的人相对较少。为什么会有这样的结果？一是贪凉，现在咱们过得太舒服了，夏天天热的时候正是身体振奋阳气的时候，却都待在空调屋里不出来；二是贪美，要风度不要温度，秋冬季节也是短裙短裤露脐装露背装，最容易受风受寒，时间长了，寒邪就慢慢存到身体里了。

风寒之邪，中医们都把他们称做"贼风"，这很形象。贼有什么特性？不走空啊，不偷点东西就不会走。所以，风寒之邪到了身体里，人就会感冒、头疼，风邪还就不容易被赶走。孙女士去年冬天的时候一受寒就头疼，还是剧烈的疼痛，到西医院花几百块做了个核磁共振，也没查出原因来。开了镇痛和缓解神经痉挛的药，吃了也不见效。我跟她说，中医讲"伤于风者，上先受之"，风邪最常伤到的就是头面部。而寒为阴邪，易伤阳气，寒性凝滞、收引，易致经脉凝结、拘挛，使气血不能畅通，不通则痛。

我给她开的方子是二椒茶，辣椒 500 克，胡椒 5 克，茶叶 10 克，食盐适量。把辣椒、胡椒捣碎，茶叶揉碎，加上适量的盐，搅拌均匀后放到瓶子里密封 15 天。然后每天取 15 克左右泡茶喝。

二椒茶有点辣，可以开胃，您可以每天在三餐的时候边喝茶边吃饭，也可以出门到单位或者回到家的时候，感觉路上受了风寒，就喝上一杯。

孙女士喝了一星期之后，头疼就消失了。她说感觉身体暖和和的，很舒服，以后冬天会经常喝。

二椒茶是个民间的老方子，它本身还有镇疼和扩张血管的作用。另外吃辣椒可以抗寒，辣椒最好选那种红色的尖椒；而关于胡椒，医书上说它"治五脏风冷"；茶叶可以清头目、安神、祛风解表等等。我曾琢磨过这个方子，刚知道这个方子的时候我想，直接吃辣椒不就完了？也有很多患者这样问过我，觉得这个方子不精炼。后来我想明白了，这个小小的方子包含着中医博大的养生文化。辣椒是辛辣之品，而中国人的膳食讲究的是"酸、苦、甘、辛、咸"五味调和。如果单吃辣椒，时间久了就容易阴阳不平衡。而这个方子里，胡椒除了辣之外，还发麻，茶叶味稍苦，食盐味咸。诸味调和在一起，方才符合中医养生之道。所以，我们也要想一想，平常家里做的饭是不是味道也要全一些？

盐茶治喉咙疼

小毛病虽小，有时候也能折腾得要命。2016 年秋天的一个大清早，我给老朋友老方打电话，因为三天前我们就约好了要一起去钓鱼，但是电话打通后，他那边"啊……啊……"的说话声也听不太清楚。还是他老婆把电话接过来，说他这两天嗓子疼，吃不成东西。因为是老交情了，我当然得过去看看。

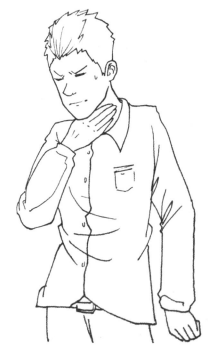

到他家一看，发现他嗓子红肿、充血。老方艰难地跟我说，痛苦得要命，而且不敢吃东西，硬的东西就不敢吃，稀饭什么的可以喝点，但是下咽时嗓子会顿一下，那一瞬间也疼得让人受不了。

我说，这种病看着不大，但很折腾人。我就问他家有没有茶叶，他老婆就递过来一盒毛尖。我用手捏了差不多 3 克的茶叶，放到杯里用开水冲泡，5 分钟后加上 1 克食盐。过了十几分钟茶凉了，我就让老方把茶喝了下去。

然后又安慰他了几句，临走前我跟他说，茶叶 3 克，盐 1 克，一天喝上四五次就可以了。

下午五点多的时候，他给我打电话，电话里我听他说话已经能听清楚了。他又约我去钓鱼，我问他现在情况怎么样了，他说他到中午的时候就能说话了，本来想中午就叫我的。后来一想，"神仙难钓晌午鱼"，于是就等到下午了。

这个方子叫盐茶，组方就是茶叶 3 克，盐 1 克。少泡点水，喝完就连茶叶一块儿倒了，每天喝 4~6 次，对咽喉疼痛、声音嘶哑、急慢性咽喉炎，以及风火、胃火牙疼等都很有效。现在得红眼病的人已经不多了，但是还是会有人得。如果得了红眼病，也可以喝盐茶，还可以用盐茶水洗眼睛，红眼的症状很快就能消退了。

这个方子也是一个很老的老偏方。茶叶味苦，有降火、清胃、解毒的作用；食盐可以抑制细菌的生长繁殖。整个方子有化痰降火、解毒利咽的作用。像我上面说的咽喉疼痛、风火牙疼、红眼病等都跟火热之邪有关，所以用这个方子很有针对性。

一道清肺利咽茶，轻松远离肺病

当大夫这么多年，我看过很多人拍的肺片。有些人由于常年吸烟，肺里发黑；有些人经常吸收粉尘，肺里实实的。其实，咱们的肺脏是由一个个肺泡构成的，这些肺泡就像一个个气球，吸气的时候，肺泡张开，呼气的时候肺泡收缩。您想一下，由这么多"气球"组成的肺脏，它的生命力应该是非常顽强的，除非一下子得了肺栓塞，不然一般情况下是不会有问题的。但是，家底儿再厚，也经不住天天败呀。天天吸烟，天天吸粉尘，肺的功能就会一天天衰退。

我以前坐诊的时候，有一个中学老师到医馆找我看病。他说自己刚参加工作不久，最近嗓子干疼，说话就只能讲几句，多了就不行了。班里还有一群学生要学习呢，自己老是生病，班里学生的功课都会落下去的。从他说话的口气里，我听出来了，这个老师的人品很好，工作很卖力，对学生也很负责。

我当时还走了个神，想到了教自己医术的那些老师。

我问他能不能吃汤药，他说现在自己一个人住在北京，没时间熬。而且以前他自己经常忘吃药，效果很不好。他问我有没有泡茶的方子，可以天天喝的。

我想了想，当时就给他开了个方子，有冬凌草、甘草、桔梗、麦冬、百合花。

这个老师喝了三天以后，就来医馆找我，说自己的嗓子好多了，讲课讲二三十分钟也没事了。我又跟他说："像老师这个行业，都属于职业用嗓者，你得多跟年龄大的同事们讨教一下，看看他们讲课的诀窍在哪里。"他听了说，还真是这个道理。

这位老师走了以后，我觉得这道茶非常有用，非常有必要总结一下，就又认真地思考了一番，把这道茶给定了定量，最终定下来的配方是：冬凌草4克，甘草1克，桔梗2克，麦冬2克，百合花1克。

这道茶之所以管用，是因为茶里除了有治嗓子的草药外，还有滋阴安神的中药。里面的冬凌草清热、解毒、利咽的效果非常好，市场上卖的冬凌草含片就是以它为主要成份做的；甘草可以祛痰止咳；嗓子干疼，声带会出现红肿，还有炎症，桔梗可以消肿排脓；最后两味药看似无用，实际上也非常重要。麦冬可以滋阴、润肺、生津，百合花清肺安神。很多人嗓子干疼，夜里还会咳得很厉害，睡不好觉。用些滋阴生津以及安神的药物，患者晚上睡觉就能睡得安稳得多。睡觉是增强人体免疫功能和抵抗力的"仙方"。晚上睡得好，人体免疫力增强了，治愈疾病就可以事半功倍了。

上面这个老师，我给他开方子的时候，还想到了一个更深的问题。他虽然现在只是嗓子有问题，但是因为职业原因会经常吸收粉尘，因此开药的时候不仅要开能润喉的，还应该再加一些清肺的药。这样不仅可以把咽喉的问题给解决了，还可以把将来可能出现的病给预防一下。后来，再有老师、售货员或是经常接触粉尘的工人来看嗓子，我都会推荐这道茶。得到的普遍反映是——物美价廉，效果明显。

先患者之忧而忧，后患者之乐而乐，这才是个好大夫。

嗓子冒烟时喝的祛火茶

有句俗话叫"病从口入"。细菌、病毒要想进入到人体，得经过咽喉这关。所以很多人一感冒，首先就会出现咽喉红、肿、热、疼的表现，还有的人会扁桃体发炎。

孙先生因为工作的关系经常出差，他来北京出差的时候就住在行知堂医馆附近的宾馆里，因为嗓子疼痛来到了医馆求治。他告诉我，自己经常嗓子疼，也不知道是怎么回事儿。这虽然不是什么大毛病，但是对他的影响很大。因为经常出差要见客户，嗓子不舒服，不敢多说话，还经常要清嗓子、喝水，显得很不尊重别人。

我一给他号脉，脉象洪盛。问二便，回答说小便赤短，大便干。

这是典型的实热体质啊，不经常上火、嗓子完全不疼才不正常呢。

我给他开的方子是金莲花茶、普通茶叶各6克，每天用开水泡茶喝。

半年后，他打电话给我时，我都把这个患者给忘了。他又把自己的情况给我讲了一遍，我才有了印象。他说，那次看完病后喝了三天的茶，嗓子就不疼了。之后他的皮包里就常备着这两样儿茶，只要一感觉嗓子有点不舒服，就赶紧喝。半年过去了，嗓子再也没出现过问题。

我听了很高兴，又叮嘱他说："你这种实热体质其实跟工作也有很大关系。经常出差，在外面吃得多，喝水少，又经常在外面跑，所以身体容易耗损津液，有时间还是要多休息休息才好。"孙先生听了连连称是，说这一点自己还真是没想到。

这个方子里的金莲花茶，其实是内蒙古呼伦贝尔草原等地产的一种具有塞外风情的茶。它不仅有消炎止渴、清喉利咽的作用，可以治嗓子疼，还可以清热、排毒，调理内脏。这里加了点其他的茶叶，是因为茶叶可以杀灭很多病毒和细菌。《神农本草经》里说："神农尝百草，日遇七十二毒，得荼（茶）而解之。"

这里需要提醒您一下，如果您有慢性咽炎、喉炎、扁桃体炎之类的疾病的话，可以试试喝这道茶。但是如果您一吃凉的东西就拉肚子，那还是少喝点为好。因为金莲花茶之所以调治慢性咽炎、嗓子疼、扁桃体炎的作用比较明显，是因为它有一定的寒性。如果您喝上一两天后就拉肚子了，那还是赶紧停掉比较好。

捉只"蝴蝶"，祛除咽炎音哑

10月份到我门诊上来看声音嘶哑的人群出现了一个小高峰，有时候一天都能看十多个。会出现这种现象，一是因为秋天天气干燥，二是有些老师、销售员，因为工作需要，说话说得比较多，这样"外因＋内因"，声音很容易就哑了。

陈老师是附近一所重点中学二年级的班主任。她来找我看病的时候，说话声音嘶哑，就好像玻璃渣子在地板上划过一样，又尖又利。断断续续地，她说了自己的情况。今年她刚当上班主任，最近又要教课又要开家长会，还要管学生，最近一天说的话比过去一星期说得都多，于是没过几天嗓子就成这样子了。我给她检查了一下，发现咽喉部红肿，是一种急性炎症导致的声音嘶哑。但即便如此，也不能大意。我见过很多女性职业用嗓者，因为年轻时用嗓过多，又不太注意，结果到了三十多岁四十岁的时候，声音开始男性化，嗓门变粗，声音跟人对不上号。

我给她开的是木蝴蝶5克，冰糖少许，每天用开水冲后代茶饮。木蝴蝶又叫玉蝴蝶，是一种很常见的中草药，一般药店都有卖的。如果您买到以后一看，肯定会惊讶，因为真的是太像蝴蝶了。其实中药木蝴蝶就是木蝴蝶开的花，由于花朵是对生的，就像蝴蝶的两个大翅膀一样，所以也不知是哪位先人，就直观形象地给它起了"木蝴蝶"这个名儿。我这里用木蝴蝶泡茶是因为它非常对症，木蝴蝶有利咽润肺、疏肝和胃、敛疮生肌的作用。声音嘶哑是因为嗓子有炎症，有溃疡。木蝴蝶有利咽的作用，还可以敛疮生肌（疮就是现代医学说的溃疡），它可以让嗓子很快好起来。咽喉是肺脏的门户，木蝴蝶入肺经，可以让肺经通畅。另外，为什么职业用嗓者说话比较多？老师说话多是为了让学生听话，学生不听话的时候老师的话才多。销售员为了让顾客买东西话才多，顾客不买就会一直说。这种说话的环境是要动肝火的，木蝴蝶的疏肝作用这时候正好用得上。

陈老师回去喝了三天后，声音嘶哑的症状就大大减轻了，一周后就好了。我跟她说，木蝴蝶有点偏凉，也不用每天都喝，但是如果感觉哪天说话多了，或者嗓子不舒服了，就可以喝一些，把声音嘶哑消灭在萌芽之中！

中医院里，谁嗓子干疼了或者说不出话了，就会去草药房里抓一把木蝴蝶来泡水喝。这是"圈里人"都知道的方子，现在也来跟大家分享一下。

109

吹气球就能缓解肺气肿

肺气肿是一种常见的发生在中老年人身上的呼吸系统疾病，它的特征是用力时会发生气短、气促等症状。所以很多肺气肿患者稍一活动就上气不接下气，好像被人掐着了脖子一样，有些人还会紧接着拼命地咳嗽。这种呼吸困难是由于肺部组织失去弹性所造成的。肺气肿就像很多老年病一样，本身并不可怕，可怕的是其并发症非常厉害。由于吸氧和呼出二氧化碳很困难，造成缺氧和二氧化碳在血液内积蓄，造成心脏、大脑、肝脏、肾脏、胃肠道功能损害，对心脏的影响尤其大，会引起肺源性心脏病（简称肺心病），最后导致呼吸衰竭和心力衰竭甚至死亡。

以前我碰到肺心病的患者，他们问我平常该注意什么的时候，我都是回答老三套——多吃水果蔬菜、戒烟酒、适量运动。我的回答很多人都非常不满意，适量运动到底是怎么运动？做什么运动好？

当时还真是把我给难住了，因为肺气肿跟别的病还不一样，运动多了，容易气短，运动少了又不管用。

后来有一次我在翻看医学杂志的时候，发现美国专家比较推崇吹气球法。方法很简单，几毛钱买个气球，回来每天吹个40次。这样就可以保持肺泡及细支气管的弹性，减轻肺气肿的症状。我感觉这个方法好的原因很简单，平时我们给肺气肿患者用药，无论是中药还是西药，吃到肚子里，再经过血液，真正到肺里的就非常少了。而吹气球的方法别看简单，它可以直接锻炼到肺泡和支气管，逐渐恢复他们的弹性。这样分析，这个方法真是简单又巧妙。

当时看到这个办法之后我如获至宝，回家后就给一些肺气肿患者打电话，跟他们说了这种锻炼方法。在此后的一两个月里，我也不断接到患者的回复，说自己的情况好多了。让我印象最深的是一个五十多岁的机关干部，他得了肺气肿后到网上去查资料，一看到会发展成肺心病、呼吸衰竭，吓得不得了。来找我看病的时候，一个大老爷们儿居然哭了。后来用了这个方法之后，他在电话里兴奋地跟我说，自己不像以前那样，稍一活动就气短了，现在还能慢跑两三千米了。以前感觉自己整天就是等死，现在感觉身体越来越好，前景越来越光明了。

大道至简，小方法却有着大智慧。

一味单方成膏，从此不再"气喘吁吁"

活动越来越少，吃饭越来越不规律，由此衍生出了脾肺两虚的亚健康人群。很多人爬个楼梯，稍走个远路就大喘气，这其实就是肺气虚了。还有的人吃饭不规律，我把它也总结成"三多一少"——吃肥甘厚腻的多，在外面吃饭次数多，吃的垃圾食品多，吃青菜少。时间长了容易伤脾，造成脾气虚。

这类人表现出的问题很多，比如说手脚冰凉、气短，身上经常没劲儿，容易感冒、掉头发，肠胃不好而大便稀等等。当然，如果表现在女性身上就更明显了——身材走样，脸色发黄起斑，皮肤没有弹性，头发不黑亮，月经不调，易衰老。

小孙和我是好朋友，33岁了，还没有结婚。她的工作比较忙，经常乘飞机全国各地的跑。去年她一出差就在外面待了半年多，回来之后找我聊天，我看到她第一眼的感觉就是"老了"。原因很简单，从头发到脸色都没有光彩，整个人显得很老气。脸色发黄，眼角还有皱纹。别看她穿得一身名牌，但是这种衰老的气息却是怎么也遮不住的。没想到她找我直接就说："苏大夫，我感觉最近皮肤、气色明显没以前好了。现在的照片跟以前的往一块儿一放，我都不敢看。天呀，我还没结婚呢，都老成这样了。"

我说："你这一看就是脾脏和肺脏功能不好造成的脾肺虚，吃点潞党参膏呗！潞党参膏正好对症，而且膏方带着又方便，不用天天熬。"

她说，那你快给我开个方子，我去买一下。

"算了，我帮你熬好吧，到时候打电话你再来取。"我说。

潞党参膏其实只有一味药——潞党参，但是您千万不要小看它，这个方子是中医大师梅鹤龄老先生提供的，至今已有2000多年的使用历史。它还是目前唯一的专业治疗虚症的单方膏滋药，已经被列入到国家基本用药目录了。

这个膏做起来也比较简单，先把潞党参200克放到清水中浸泡一小时左右，然后加水400毫升以文火煎煮。每次煮半小时，取出药汁，冷却后加水再煮。如此反复煎煮四次，将四次药汁混合，再加热浓缩，待药汁稠厚时，再放入与党参等量的蜂蜜，趁热搅匀成膏。

每天早晚吃10~20毫升。早晨吃的时候，配上一枚核桃，晚上吃配上两颗红枣，吃上一个月即可。

小孙服用潞党参膏方一个月，脸色红润了，脸上原本隐隐能看到的斑点也没有了，肌肤也变得有弹性了。她自己说，刚开始也就是想着吃了会好一些，没想到比预期的好上了一百倍！

潞党参膏这个方我已经开了几百次了，平时碰到脾肺两虚的人，或是医馆举办膏方节的时候，我都会跟人推荐这个方子。原因很简单，它只有一味药，效果又非常好。

潞党参膏虽然主要针对女性，但是对平时吃不好饭，有经常感冒等脾肺两虚表现的男性同样适用。

干咳就用琼玉膏

老家的庞婶晚上给我打电话，说我庞叔最近干咳得特别厉害，有时候还能咳出血丝。让他去医院他害怕花钱，死活不去。没办法于是来问我有没有什么办法。

我说如果单纯的干咳的话，试试琼玉膏吧。买人参36克，茯苓45克，白蜂蜜 250 克，鲜生地黄 500 克。这里面的常用药药店都有，鲜生地黄的话淘宝之类的网店有售。生地黄的量虽然多，但是它很便宜，十几块钱甚至更低的价格就能搞定了。买的时候，可以让药店帮忙把人参和茯苓打成粉，或者自己在家里研成末也可以。

做的时候，先把生地黄捣碎取汁，然后把生地黄汁和蜂蜜一起放在火上煎至沸腾，最后加上人参和茯苓再熬上几分钟（中间要不停地搅拌）就可以关火了。每天早晚各服一次，不用太多，一小勺就可以了。整个方子是 15~20 天的量。

跟大家说说这个方子吧！这个方子里，生地黄是君药，主要是补肝肾之阴的。说到这里，有心的人会问，不是咳嗽吗，怎么还要补肾？这里就体现了中医上的整体观念。中医认为，肺主呼气，肾主纳气，由肺吸入的清气必须下达到肾，由肾来摄纳之，这样才能保持呼吸运动的平稳和深沉，从而保证体内外气体得以正常交换。人久咳的时候就容易伤到肾脏，再加上老年人本身就容易肾精亏虚，所以要补肾；人参是臣药，就是用来帮助补肺气的；茯苓是佐药，可以健脾胃，让人吃得香；蜜为百花之精，是使者，味甘补脾，性润养肺。这样，君臣佐使齐心协力，疾病怎么能不好呢？这个方子，古人说它"起吾沉瘵，珍赛琼瑶，故有琼玉之名"。意思是说，可以让陈年旧疾愈合，就像一块儿难得的美玉一样。

庞婶自己花了一两百块钱吧，按我说的给做成了琼玉膏，天天让庞叔吃。半个月以后，庞叔咳嗽的次数就大大减少了。我跟他说，现在可以减量，改成每天晚上吃一次了。毕竟人参的药劲儿比较大，不能吃多。三个月以后，庞叔的干咳就全好了，也没再咳出过血。

中国有个成语叫琼浆玉液，就是琼玉膏名字的由来。其实琼玉膏的功效主要是以滋阴为主，像那些经常抽烟的，嗓子经常发干的人，也可以每天一次吃一点，也会收到意想不到的效果。

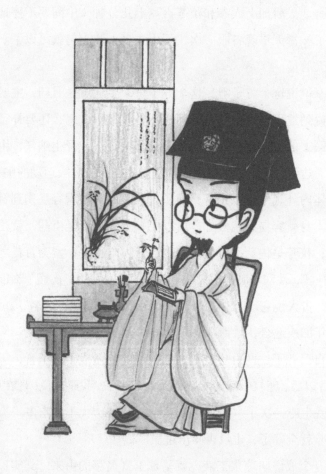

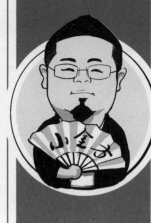

第六篇

美容养颜，自己调出好气色

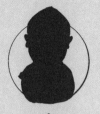

小金方

防晒祛斑增白粥，全家人都能用

北京地区的夏天特别长，天也很热。很多年了，记不清从什么时候开始的，每年夏天，我们家都会用生薏苡仁 30 克，黄芩 10 克熬粥喝。这个方子是我给家里人开的，它有防晒、祛斑、增白的作用。家里人夏天的时候每天早上都要喝一碗，很多年了，觉得效果也非常好。

夏天两大邪，一个是湿邪，一个是热邪。粥里的两味药，生薏苡仁的主要功效是利湿，黄芩可以清热。但效果不止于此，薏苡仁还是非常好的美容食材。薏苡仁的主要是成分是蛋白质、维生素 B1 和维生素 B2，它可以使皮肤角质软化，还可以消除色素斑点。维生素 B1、B2 可以使皮肤光滑，还可以抵御紫外线，达到防晒的目的。

夏天天热，人也特别容易出汗，毛孔很容易被堵住，这时候脸上就会起痤疮、红疹、小疱等等。现代研究发现，黄芩有抗过敏和消炎的作用，而脸上的红疹粉刺本身就和感染还有炎症有关。黄芩有个外号，叫"肌肤的清道夫"，它能把肌肤新陈代谢产生的废物予以清除，让肌肤干净平滑。

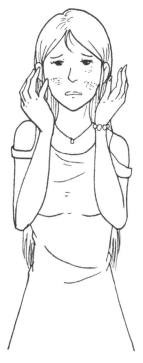

生薏苡仁和黄芩的话，我建议您直接到药店里去买。因为生薏苡仁虽然到处都有卖的，但黄芩则一般只有药店才有。两个一起去药店里买了，这样您就不用走冤枉路了。

做的时候，由于生薏苡仁不是太好煮，所以您可以先把生薏苡仁用清水泡上一个小时。黄芩放在锅里加上水煮上二十分钟，然后把黄芩捞出来，和泡好的生薏苡仁倒入锅中，煮熟即可食用。这种做法您可以把薏苡仁吃掉，有些人喜欢吃薏苡仁，因为它有嚼头。

当然，您也可以"懒"一点，把生薏苡仁和黄芩放在清水里洗一下，然后同时放到锅里，加上水大火烧开，然后换成小火熬上二三十分钟。这样您可以多加点水，熬好后把药汁当茶喝。

女人是水做的，怕火。夏天一晒，很多人脸上会起斑。斑这东西，一出就是一脸，相当麻烦。喝这道粥，您不仅省了涂防晒霜的功夫，还不用担心会生斑。

桃花酒，让您真的"面如桃花"

历史上有很多东西，都曾经非常受欢迎，虽然可能过一段时间暂时被人遗忘了。但是这些好东西就像金子一样，即便是埋在地下，迟早也有被挖出来的一天，有些古代女性的美容术就是这样。

古代女人可不像咱们一样，有这样那样的化妆品，但是她们也有自己的"化妆用品"。而且她们的有些"化妆用品"比现在的更好，第一是因为绿色无污染，第二是因为都是身边的常用之物。桃花酒就是古代女性常用的"化妆用品"，这在唐、宋甚至一直到清朝的一些书里都反复提到，它可以滋养肌肤、让脸色美白红润。

我留意桃花酒还是十多年前的事。可能是凑巧的缘故，我那年碰到十多位脸色黯淡的女性，她们都是慕名来找我调理的，有的还知道我开的花草茶很有名，专门问我要花茶喝。从那时起我就开始深钻这一块儿。后来我就发现，桃花酒可以专门对付脸色黄、面色黯淡的情况。我经过实践和总结，拟定了一个自己的桃花酒方：鲜桃花 30 克，鲜桂圆肉 100 克，白酒 500 毫升。如果没有鲜桃花和鲜桂圆肉的话，可以到一些茶叶店去买干桃花和炮制过的桂圆，这时候桃花 10 克，桂圆 30 克就可以了。

买白酒的时候，不用买太贵的，但是也不要选太便宜的。我觉得十几块钱以下的酒最好不要买，因为它们大多是酒精勾兑的。买几十块钱的就可以，然后把桃花和桂圆放到白酒中，密封好之后放上30天就可以使用了。您可以每天晚上喝上一小盅，量在15~30毫升即可。也可以每天晚上临睡前先用洗面奶或香皂把脸洗干净，然后倒一点桃花酒到手心里，双手搓一下再轻轻把脸给揉一遍。

中国古代形容女子漂亮常会说"面如桃花"，大家看桃花的时候会发现，桃花真的像青年女子的脸，白里透红。我觉得古代人发现桃花的美容作用，是通过取类比象得来的。中医认为桃花有美白的作用，但是现代医学把它研究得更透。桃花里有山奈酚、香豆精、三叶豆甙和维生素A、B、C等营养物质，这些物质能扩张血管，改善血液循环，促进皮肤营养和氧供给，使促进人体衰老的脂褐质素加快排泄，防止黑色素在皮肤内慢性沉积。我在这里加上桂圆，是因为桂圆有养血、安神的作用。给女人补一补血，再让她们心情顺畅，再让她们睡个好觉，怎么能不漂亮呢？

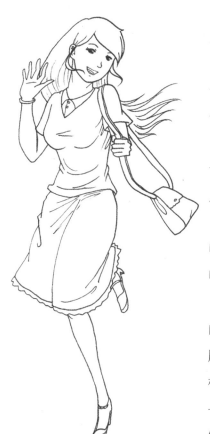

白酒是一个很好的药引子，中医上说它"无经不达"，更能"通一身之表"，所以这里要把它泡在白酒里。

喝桃花酒的时候，晚上吃饭的时候喝一盅就可以了，早晨、中午、临睡前喝都不太好。

以前曾碰到过一个31岁，还未结婚的女孩子，她说自己现在长了一张"老脸"。后来她按我的说法自己做了一瓶桃花酒，每天就喝10毫升，然后用酒揉脸，一个月后脸就变了个样。她说，几十块钱的方子，比几千块钱的化妆品都管用。

美白保湿，做个从内到外的美女

干燥是美丽的天敌，尤其是"水做的"女人的天敌，皮肤一旦缺水，就会枯、皱、黄。所以，在女人的护肤品中，保湿用品是必不可少的。

如果您经常感觉脸和皮肤发干，或者外面的环境比较干燥时，就可以试试我的保湿美白方：鲜枸杞子100克（或干枸杞子30克），木瓜50克，白酒或红酒500毫升。

这个方子里，枸杞子本身有抗衰老和缓解疲劳的作用，还可以滋补肝肾、益精生血，让女人气血充盈。有研究发现，用枸杞泡酒喝有增强细胞免疫力的作用，能促进造血功能；而木瓜有保湿的效果，很多女性都会用木瓜做面膜，这一点不用多说。

我这里推荐这个方子来进行保湿，是因为它的效果比较持久，因为枸杞、木瓜本身药食两用。枸杞本身滋补肝肾，而木瓜滋阴养血，该方是通过调理肝血、调理身体的阴阳平衡来达到保湿目的的。说白了，它是由内而外的保湿。用了这个方子，就好像让海绵沾了水一样，即便外面干了，里面的水分也会继续散出来。所以我说这个方子保湿比较持久。

把枸杞和木瓜放到酒中，密封上一周就可以使用了，可以在每天晚上吃饭的时候喝上15~30毫升，也可以同时在临睡前用酒洗脸。

有位女士刚从南方来到北京工作，北京地区气候比较干燥，她受不了。自己感觉脸上很干，皮肤还开始瘙痒，嘴唇也裂了。她说，她觉得自己都好像有唇纹了。我在问诊并号脉过后，发现她没有什么大问题，症状都是身体缺水所致。在用了这个方子一周之后，效果就出来了。我建议她用上一个月，因为皮肤的代谢都是有周期的，多用一段时间，还可以把体质调一调。

如果有的女性不喜欢喝酒，那就仅用它洗脸也可以，只不过效果会慢一些。

女人一缺水，就容易成黄脸婆了。但是我觉得，没有丑女人，只有懒女人。花点心思做一个适合自己的美容方，美的不仅是脸庞，还有心情。

给身体和脸蛋双重的爱，解便秘又养颜

女性很容易便秘，这跟她们的身体结构有关。女性有子宫在盆腔内挤压直肠，使直肠的弯曲度增大，大便通过得比男性慢，因而容易导致便秘。女性便秘，会给身体和脸蛋造成双重的伤害。便秘首先影响到的是美观，便秘会使体内积累的毒素增加，导致身体的新陈代谢紊乱、内分泌失调，体内微量元素不均衡，这时候皮肤就会出现色素沉着，有时会感觉瘙痒，脸上没有光泽，并产生黄褐斑、青春痘等。其次是对身体的影响，便秘会造成食欲减退、精神萎靡、头晕乏力，时间长了还会导致营养不良。另外，如果经常用力排便，还会容易引起痔疮，甚至是肠癌。

我曾听一个外科的医生说，他有一次给一个直肠癌的患者做手术，把患者的肠子一打开，一股刺鼻的臭味就冲了出来。尽管手术室里的医生护士们都戴着口罩，这味儿还是把大家都给呛得受不了。医生当时心里就想，这个人便秘时间那么长，毒素在肠子里存了那么久，发展成癌症也能说得通了。

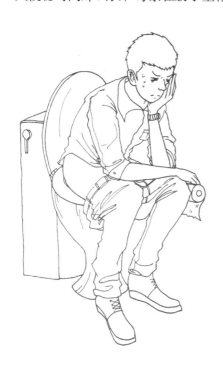

医馆有个同事的爱人，才三十岁，就有便秘的毛病，脸上也是"问题多多"，脸黄得跟土似的，面上还挂着几个暗红色的痘痘，一看就是瘀毒未清。

当时我给她开的是玫瑰花和洋甘菊各 60 克，回去每天捏一点放在茶杯里，用开水冲泡后闷上几分钟，当茶喝即可。

玫瑰花顺行血气、安神通便，降火气，本身还有美白、活血，改善睡眠兼瘦身的作用。洋甘菊除了可以改善便秘之外，它还可以清洁皮肤，消除因便秘而长在面部的红疹。

同事按我说的，当天就给他爱人买了玫瑰花和洋甘菊，喝了两周之后便秘的症状就消失了，脸也没那么黄了。他来感谢我的时候，我告诉他说，便秘没了的话茶就不用再喝了，什么东西都要讲究个度，再好的东西喝得时间长了都不好。

C多美丽茶，越喝越美丽

感冒了之后，很多人会去买包维C银翘片吃。为什么要吃含"维C"的药物呢？因为维生素C可以提高人体的免疫力。

事实上，维生素C的好处可太多了。它可以分解皮肤中的黑色素，预防色素沉着，防治黄褐斑、雀斑，使皮肤保持洁白细嫩，并有促进伤口愈合，强健血管和骨骼的作用。它还可以预防癌症、中风、牙龈萎缩、牙龈出血、贫血，有解毒、保肝、提高人体免疫力、抗动脉硬化等功效。

也就是说，补充一段时间的维生素C，您不仅可以提高免疫力，可以预防很多重大疾病，还可以给美丽加分。维生素C虽然这么重要，但是不巧的是，我们的身体自己合成不了，必需从食物中获得。

今天我给大家推荐一道茶，叫C多美丽茶，是专门用来补充维生素C的。方子很简单，玫瑰花3朵，芙蓉花3朵，柠檬片2片，蜂蜜或糖适量。这些花都很常见，药店或卖花茶的地方都有卖，直接买回来就可以了。

准备一个大一点的茶杯或茶壶，最好上面带滤网的那种。把玫瑰花、芙蓉花、柠檬片放入壶中，冲入热开水闷泡5分钟就可以饮用了，您可以根据自己的喜好加点糖或蜂蜜，不加其实也无所谓。喝完之后再次加开水冲泡即可。

上面这个方子是一个中西合璧的方子，方子里的花草都是富含维生素C的佼佼者。而从中医的角度来看，玫瑰活血化瘀，还是美容养颜的上品；芙蓉花清热凉血、排毒排脓；柠檬可以健脾开胃，还有美容的功效。

朋友的爱人陈女士四十多岁，上次单位做了体检后发现自己竟然有动脉硬化。她来找我调理，我就问了一下她的身体怎么样。发现原来她平时因为肥胖，身体免疫力非常差，经常感冒，脸上还有色素沉着。

我当时就给她推荐了C多美丽茶，并跟她说，维生素又叫维他命，干嘛起这个名呢？很简单，他们是维持生命的物质。人体对维生素的需求不多，但是一旦缺少，会给身体带来很大的问题。上面这个方子是以补充维生素C为主，但是其他的维生素含量也非常丰富。

陈女士回去喝了一个多月，整个人就大变样了，肤色变白了，气色也变好了。她跟我说，周围的人都在问她弄了什么秘方。我告诉她，说现在不用再担心动脉硬化的问题了。张子和说："人身不过表里，气血不过虚实"，你现在精神这么好，气血运行肯定比较旺盛，不用过度担心血管的问题。

上面这个方子也比较适合抽烟或是学习工作紧张的人。抽烟会"吸"走维生素C，有研究表明，每抽一根烟就会消耗体内25毫克的维生素C，紧张则会抑制免疫系统的功能。因此经常从事紧张的学习工作的人和烟瘾大的人也可以多喝上面这道茶。

洗走外阴瘙痒的尴尬

上大学的女生小张来找我看病的时候低着头，看来是鼓起了很大的勇气过来的，但是还是不好意思。我问她怎么回事，她说她最近外阴痒得厉害，有时候都没办法上课。她还问我，这是不是性病啊？我问她下身有没有难闻的异味，比如说腥臭味之类的。她摇了摇头，我回答她外阴瘙痒很常见，不用太担心，应该不是性病。

外阴瘙痒中医上叫阴痒，指女性外阴及阴中瘙痒，甚则波及肛门周围，痒痛难忍，坐卧不宁。多跟湿热蕴结，注于下焦有关，用点清热利湿的药就好了。当时我给她开的方子很简单，蛇床子 50 克，煅白矾 9 克，放在一起加上一碗水煎一下，每天早起和临睡时洗一洗外阴就可以了。另外要注意个人卫生，勤换内衣。

十天后，令小张尴尬的问题就完全解决了。她很感激我，说自己当时害怕得很，一是害怕病难治，二是她是学生，害怕花太多钱。再说这种事她也不想让家人知道，没想到就花了几十块钱，病就那么快好了。

这个方子是一个流传了很多年的老方子。蛇床子有祛风除湿、清热、杀虫的作用；煅白矾除了可以燥湿杀虫外，还可以止痒。整个方子可以将外阴瘙痒的全部症状都兼顾到，效果自然好。

外阴瘙痒发病的部位比较尴尬，很多女性（尤其是年轻女性）都不好意思找大夫诊治。但其实这种病一定要趁早治疗，否则时间一长容易形成顽疾，到时候就更难治了。

当妈妈不容易，便秘可吃白木耳

女人怀孕期间和产后，都很容易便秘。怀孕期间便秘，主要是指怀孕四个月以后，食物通过胃肠道的时间明显延长。这跟孕妇胃肠道蠕动减慢有关，也跟结肠运动减弱或骨盆底肌肉群张力减弱有关，当然，子宫的增大及胎儿的压迫也是重要的原因。而女性产后便秘则跟分娩造成的失血伤津，肠道失润有关。

便秘对准妈妈和新妈妈们的身体危害很大。如果准妈妈体内的毒素长期无法正常排出，还有可能危害到孩子。但是准妈妈怀孕期间不敢乱吃药，产后的新妈妈要给孩子喂奶，也不敢乱吃药。那要想解决便秘的问题该怎么办呢？其实这时候只要每天吃些白木耳就可以了。取白木耳 15 克，洗净放在火上加水炖一小时以上，然后根据自己的口味加点冰糖，连续吃上五到七天，排便就可以恢复正常了。

让妈妈们吃白木耳，有双重的好处。白木耳就是我们平常说的银耳，首先它有促进肠道蠕动的作用，滋阴效果也比较好，可以增强新陈代谢，促进排便；其次是白木耳是菌中之王，它含有的有效成分酸性多糖类物质，能增强人体的免疫力，调动淋巴细胞，加强白细胞的吞噬能力，兴奋骨髓造血功能，可以帮助孕妇和产妇补气血，增强抵抗力。另外白木耳还含有蛋白质、脂肪、钙、硫、磷、铁、镁、钾、钠、维生素 B 等多种营养素，是很好的营养补充品。无论是对孕妇还是产妇来说，白木耳都是补充营养的佳品。

同学的爱人生完孩子后便秘，按我说的方法开始吃白木耳，吃了四天就好了。同学说幸好同学里有我当大夫，要不然又不知道得花多少钱呢！

消妊娠斑的消斑散

有时候人看病也扎堆儿，2008 年的时候，我在门诊上经常碰到一些新妈妈找我治妊娠斑的。后来我想了一下，觉得应该是因为很多人都想生"奥运宝宝"造成的。当时我就根据自己行医的经验，总结出来了一个小方子，并给它起名叫"消斑散"。"消斑散"的组成和用法都很简单，取冬瓜子（不用剥皮）、莲子、白芷各 5 克，把这三味药打成粉混匀，一天早中晚各取 5 克，用温水冲服就可以了。

今年是 2017 年，我又碰到了很多来消妊娠斑的新妈妈，这些新妈妈生的都是小鸡宝宝。记得有位新妈妈姓刘，她除了脸上有妊娠斑外，肤色也比以前黑了很多。她说，以前自己脸上白白净净的，但是怀孕五个多月之后脸上就开始起斑了。本来想着生完孩子斑就下了，却没想到孩子生下来以后，晚上睡觉睡不好，整个人熬得不像样子，斑就又加重了很多。现在孩子断奶了，就来看看有没有什么能消斑的好方法。

我把这个消斑散推荐给了她，并告诉她这个方子不仅有祛斑的作用，还可以美白肌肤。刘女士听了非常高兴，回去坚持喝了两个月，脸上的斑淡了，肤色也变白了。

斑，从中医上来讲，跟血瘀有关。当人体有湿邪的时候，气血容易凝滞，就会形成斑。而冬瓜子除湿邪的效果非常好，用冬瓜子祛除湿邪以后，气血循环加快，面部血瘀自然就会慢慢消失了。另外，冬瓜子本身还有润泽肌肤的作用，《日华子本草》中就说冬瓜子能"去皮肤风剥黑䵟，润肌肤"。现代研究也发现，冬瓜子所含有的植物油中的亚油酸等物质，是润泽皮肤的美容剂。而它所含的不饱和脂肪酸可以使容颜红润光泽，皮肤细嫩柔润；莲子除了可以清热利湿外，还可以宁心安神，让产妇晚上睡觉的质量得到提高。我们经常说"睡美人"，美人是怎么来的？睡出来的；白芷其气芳香，能通九窍，它本身可以活血、生肌，还有美白的作用。

其实，这个方子对消除黄褐斑、雀斑的效果也非常好，坚持使用"消斑散"，可以让女性气血充沛，颜面红润光泽。

不着急的女人最美

有些女性脸色不好，跟脾气不好有很大的关系。记得上个月我在门诊碰到一位女性，她说她脸色发黄，还经常起痘，身上的皮肤也不是很好。正好我在跟她讲病情的时候，她接了个电话，在电话里说了没两三句她就跟人吵起来了。她挂了电话后，我又问她大便如何，她摇着头说大便不太正常，一般都是两天解一次。

我以前碰到过很多像她这样的女性，性子急，爱发脾气，大便干或便秘，像这类爱发火又经常排毒不畅的人，肤色怎么能好呢？

不过像这样的女性我碰到很多了，以前就曾经总结了一个方子，方子组成是冬瓜子18克，生薏苡仁16克，桃花16克。到药店买材料的时候，可以顺便让药店给打成粉然后混合均匀。每天早中晚各服一次，每次取5

克药粉，用温开水冲服就可以了。

这个方子我给它起名叫桃花散，不是有句古诗叫"人面桃花相映红"吗？我给方子起这个名字就是希望让女性用了这个方子以后能面似桃花般漂亮。

这个方子里，冬瓜子所含有的植物油中的亚油酸等物质，是润泽皮肤的美容剂。而它所含的不饱和脂肪酸可以使容颜红润光泽，皮肤细嫩柔润；桃花除了有美容的作用外，还有活血化瘀、通便泻下的作用，可以使女性保持大便通畅。现代研究也发现，桃花中含有多种维生素和微量元素，这些物质能疏通经络，扩张末梢毛血管，改善血液循环，促进皮肤营养和氧的供给，滋润皮肤；生薏苡仁可以健脾利湿，还是美容的佳品，可以改善皮肤粗糙的状况，让皮肤光泽细腻。整个方子可以使女性保持大便通畅，还可以让人消食顺气，调整情绪。

门诊上的这位女性内服了一周之后，大便就正常了。约四十天以后，整个人的脸色明显发生了改变，原本黄暗的脸部肌肤变得透红有光泽了，跟改头换面了一般。

告别痛经，做个幸福的女人

我治好过很多得痛经的女性，有些是年轻的少女，有些是经受了十几年折磨的女性。治疗痛经，我最常用的是月季花。月季花很常见，北京这边的公园里、公路边种得到处都是，开起来也很好看，红的、黄的、白的、粉的都有。月季花的花期很长，从五月份一直能开到十一月。千万不要小

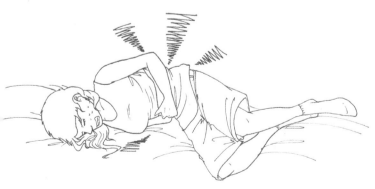

看了月季花，它可是有花中皇后的美誉。中医认为，月季入肝经，活血、调经、化瘀、行气、止痛的效果非常好，痛经所带来的每一个问题它基本上都能一一应对。

我还按女性痛经的轻重程度划分等级，归纳出了不同的应对方法和方子。

轻度痛经喝月季花茶即可

有些女性痛经的症状比较轻，只是感觉稍有些不舒服，我会让她们喝一阵子月季花茶。不分量，坚持喝两三个月就行，之后再来月经就不会感觉痛了。

中度痛经再加上代代花

还有一些女性来月经的时候会疼得比较厉害，甚至会伴有乳房胀痛、心惊失眠、小肚胀疼等症状，这时候我就会再加上代代花。方中取月季花、代代花各15克，放入锅中加上1000毫升左右的水煎上十几分钟，熬好后一天多次的把茶水喝完就可以了。月季花偏于活血，代代花偏于行气，这两种药气血并调，治疗中度痛经的效果非常好。

重度痛经，尝尝"胜春汤"

还有一小部分女性经期会疼得比较厉害，痛经发作的时候手脚冰凉、下腹疼痛难忍，甚至伴有头晕头疼、恶心呕吐的症状。这时候，我除了用月季花外，还会用上当归、丹参、白芍，整个方子是月季花10克，当归10克，丹参10克，白芍10克。这几味药也都很常见，到中草药店就能买到，而且非常便宜。买回来后，先用清水浸泡一下，然后加上两小碗清水煮沸，接下来换成小火，再熬上十几分钟，最后把药汁倒出来，差不多就剩下一小碗了。然后再用同样的方法熬一次，把两小碗药汁混到一起，每天早晚各喝一小碗即可。喝的时候可以适当加点红糖，药汁其实原本就有股香甜味儿，但加上红糖还可以起到活血补血的作用。

这是个治痛经的古典名方，名叫"胜春汤"。胜春是月季花的别名，古人形容月季花，有一种"不是春天，胜似春天"的感觉，"胜春"这个别名因此而来。

医院有个新来的小姑娘，是刚大学毕业后过来实习的，她也找了我来治痛经。考虑到小姑娘刚毕业工资特别低，而她痛经的症状所幸不是很严重，我就让她到药房去要了一把月季花，让她天天泡水喝。她每天坚持喝着，到第二个月的时候痛经就减轻了，连喝三个月以后痛经的症状就完全消失了。

祛皱白面，拒绝"未老先衰"

最近几年，"未老先衰"这个词的上镜率非常高，有太多太多的人还没有到老龄时段就过早衰老了。怎么发觉自己衰老的？有的是长了白头发（这在上面一篇文章中我说过了），还有很大一部分人是长了皱纹。

"我才三十出头眼角纹就出来了""我这两年皱纹加深得很厉害"，还有"天天早晨对着镜子发愁"等等，有很多女性来找我去皱纹的时候，都会无可奈何地说出上面的话。

我就问她们："你胃口怎么样？"

"不是很好，我吃饭不多，经常感觉肚子胀，吃饭老是感觉不香。"

您如果问一问皱纹长得早的人，十有八九胃口都是不太好，这跟脾气虚有关。对于女性来讲，女人以血为用。而脾为气血生化之源，脾气不足的时候，心血也容易亏虚。看看那些过早长皱纹的，大多容易烦躁，且失眠多梦。

所以，女人长皱纹的话，病根儿就是心脾两虚。证型知道了，在调理上就不仅要选用健脾养心的食材，还要多个"心眼儿"，选取的食材最好还要有美容的作用，那就更合女性的心意了。

去皱纹的话，我常常推荐的是"莲实美容羹"，莲子30克，芡实30克，薏苡仁30克，桂圆肉10克，蜂蜜适量。虽然这些食材都很普通，但我还是推荐您到大一点的药店去一起买来。因为莲子、芡实、桂圆肉、薏苡仁都不会有假的，但是市场上的假蜂蜜却太多了。而在这道羹里，蜂蜜有很重要的作用。到大一点的药店去买，可以保证蜂蜜不缺斤短两，而且货真价实。

回来先把莲子、芡实、薏苡仁用清水浸泡30分钟，再将桂圆肉一同放入锅内，大火烧开后换成小火煮至烂熟就可以了，最后根据自己的喜好加上适量的蜂蜜调味就可以吃了。

这道羹里，莲子补血润肤，清心去烦；芡实补脾止泻，开助胃气。另外芡实本身也有美容的作用；薏苡仁不仅可以健脾祛湿，其本身还有促进新陈代谢、美白肌肤的作用，可以使皮肤细腻光泽充盈；蜂蜜可以增强肠道蠕动，促进排毒，可以让皮肤恢复弹性，促进皮肤细胞再生。而《本草纲目》中也有记载，蜂蜜可以"和营卫、润脏腑，通三焦，调脾胃"。

曾经有位女士按我的要求服用此羹，她断断续续地服用了半年，眼角的皱纹渐渐的淡到几乎看不到了，脸色也变得白里透红。其实如果她能坚持每天早晨都喝的话，一个月就会出效果了。

有的人喜欢喝粥，基本每天都要喝，那为何不干脆做一道适合自己身体的粥呢？花少量的时间就能去皱美白，岂不美哉！

不过需要注意的是，此方孕妇禁用。

吃阿胶补血膏，女人四十一枝花

身体素质差是生病、衰老的根源，尤其是四十岁左右的女人，如果身体不好的话，就会衰老得特别快。杨女士是我以前认识的朋友，来找我看病的时候已经38岁了。她跟我说现在她都不敢照镜子，一个月一个样儿。褶子不知道啥时候就又冒出来一道，皮肤开始变松，白头发也拔都拔不完。每天看着老公对着自己的梳妆镜吹着口哨梳着头，自己心里就跟打翻了五味瓶一样，复杂得很。

"俗话说'男人四十一枝花'嘛，人家这时候是正是有魅力的年龄。但是女人就不一样了，四十岁左右的时候会进入一段迅速衰老的时期。这时候得主动去养养身子，要不然老得就是很快，而且还特别容易生病。"我跟她说。

她听了问我怎么办才好，我跟她说女人到四十岁左右的时候，会逐渐步入更年期，月经开始不规律，这时候就容易失血过多。再加上脾胃功能开始变差，生血无力又很容易出现血虚。另外，这个年级的女人上有老下有小，中间还要照顾丈夫，很是伤气耗神，所以也需要补气。总的来讲，要气血双补，但偏重于补血。

这时候可以自己回家熬点阿胶补血膏，坚持服用上两三个月，把身体给调一调。

阿胶补血膏的原料是阿胶 150 克，熟地黄 300 克，党参 300 克，黄芪 150 克，枸杞子 150 克，白术 150 克。

做的时候，先把除阿胶以外的五味草药用清水浸泡一下。泡好后把草药放到锅里加上水，水要超过草药 10 厘米，大火煎至沸腾后换成小火再熬 30 分钟，熬好后把药汁倒出来，再用同样的方法煎两次。接着把三次熬好的药汁放在一起用纱布过滤一下，倒入锅中开始浓缩，浓缩的时候可以一直用大火，不过要不停地顺时针搅拌，以免糊锅。等到药汁剩下约 1000 毫升的时候，加入打碎的阿胶块，改为小火熬，阿胶全部烊化后关火。每天早晚各服一次，每次服 15 毫升左右，最好空腹喝。

阿胶补血膏对治疗女性因气血不足、脾肺虚弱、久病体弱导致的心慌、健忘、面黄、头昏、咳嗽、气短、浑身无力、吃饭不香、肚子胀、月经紊乱等症状都很有效。它也是一个很好很成熟的方子，已经被做成了中成药，现在市场上卖的有阿胶补血膏、阿胶补血颗粒、阿胶补血口服液，后两者还都是国药准字号药。

但是我个人认为，市场上卖的中成药肯定没有自己做出来的质量好、感觉好。这就跟自己做的饭跟外面卖的饭不一样是一个道理。当然，如果您没有时间，或者嫌麻烦的话，也可以把上面说的这些中成药买回来服用一段时间。

加强版的乌龙茶,让你不知不觉中拥有魔鬼身材

陈小姐来我的门诊要求我帮她减肥,她说自己快要结婚了,不想穿婚纱的时候腰上像有个游泳圈一样。本来想去抽脂的,但是结婚前事儿太多,又害怕抽脂把身体弄坏了。她确实有点胖,一米六三的个儿头,体重一百三十多斤。我问了她一些相关情况,然后跟她说:"没去抽脂就对了,没事平白无故去挨挨刀子也太不值了。我给你开个茶疗方,你天天坚持喝,再加上你结婚前事儿多,要经常到处跑,估计体重很快就能减下来了。"

我给她开的方子是槐角 18 克,冬瓜皮 18 克,山楂 15 克,乌龙茶 3 克。然后我仔细地跟她说,这些药都很常见,一般药店都会有,可以一次买上十剂。买回来后把它们放到清水中浸泡十几分钟,再加入约 2000 毫升的水,大火煮沸后换成小火再煎十几分钟。然后把药汁倒出来,这时候药汁差不多就剩下一千毫升左右了,装到保温瓶里放好后随时都可以饮用。如果一天喝不了太多水的话,您可以根据自己的喜好,把药给熬得浓一些。

这里我用的乌龙茶只有 3 克,是因为乌龙茶素有"七泡有余香"的美誉,泡上六七次也没有问题,一天就这 3 克乌龙茶足矣。乌龙茶倒到水杯里,用上面熬的药汁冲泡就可以喝了,饭后一小时后喝效果最好。

陈小姐喝了两个多月,体重减了十二斤。她很知足,说以前减肥饿得心慌也没减下去。这次不知不觉就减了十二斤,而且精神很好。

乌龙茶是有名的"减肥茶""健美茶",现在市场上很多减肥茶都跟乌龙有关。乌龙茶有减肥的效果,主要是因为乌龙茶里有一种化学成分叫单宁酸,它能溶解脂肪。当然,只喝乌龙茶的话作用会比较慢,这就得加上我上面说的方子了。槐角入大肠经,可以清大肠之火,保证大便通畅。大便是人体内最大的毒素,大便顺畅了,无毒一身轻,自然就不会发胖;冬瓜皮利水效果非常好,都说女人是水做的,因此女人体内的"水道"一

定要通畅才行；山楂可以扩张血管，还可以调味儿。

这是我以前在一个专业的中医杂志上看到的减肥方，看到的时候琢磨了一番医理，感觉很精妙，很佩服写这个方子的人，于是就把方子给记了下来。在给很多想减肥的女士用过后，她们反映大都是说很好。15年前有一款减肥茶也是按照这个思路研制的，卖得非常火爆。

桂圆莲子粥，打造乌黑秀发

很多人找我看病时，我如果看到这个人白头发很多，就会多上两句嘴，不遗余力地向他/她推荐桂圆莲子粥。

在这里跟您谈谈这其中的原因。抛开先天遗传因素引起的白头发不说，长白头发的人分三类，青少年、中年人、老年人。青少年长白头发的原因，多跟营养不良，比如说缺一些维生素、微量元素，或者是精神过度疲劳有关；中年人生白发多跟压力大，身体超负荷运转，透支过度有密切的关系；老年人则多是因为身体各个脏器，尤其是先天之本——肾脏的功能退化所致。无论是营养不良，还是过度疲劳，还是年龄过大，其实从中医上来讲都是跟肾脏有密切的关系。肾藏精，其华在发，而精血同源，是相互滋生和转化的。所以白头发还跟肝血有关，长白发的根本原因就是肝肾亏虚。

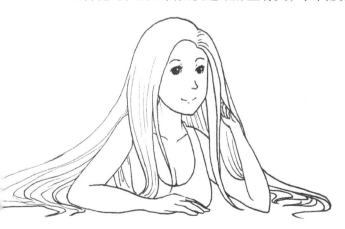

人的头发就像树的叶子一样，生长在最外侧、最远端。如果树根没问题，树叶肯定是绿的，如果树根出了问题，树叶就会变黄，掉落。身体也是这样。我经常跟人说，头发就是健康的"哨兵"。如果哨兵发现问题了，就要赶紧想一想，是不是身体的哪儿出了问题？前面我说过，头发白跟肝肾亏虚有关。但是好在有一点，那就是肝脏和肾脏亏虚的过程很缓慢。亡羊补牢，为时不晚！

不过当然了，这补起来也是一个缓慢的过程，不是吃上两天药就能好的，需要慢慢调。

有什么方子让人吃的时间长又不至于会腻呢？当然是食疗粥了。

取桂圆肉10克，莲子15克，大枣10枚，粳米50克，同煮成粥连服15~30天。做的方法很简单，莲子和粳米不是太好煮，可以先把莲子和粳米放到锅里煮上十多分钟，然后再放入桂圆肉和大枣，煮熟即可食用。每天早晚空腹喝，喝上15~30天算一个疗程。不过说15~30天也是看您个人的情况，如果您喝到第十七八天就不想喝了，那这个疗程就结束了。然后停上十天半个月的，再接着喝，喝上几个疗程。

桂圆产自南方，有个别称叫"龙眼"，食疗的效果非常好，入肝、脾、膀胱经，补益安神，气血双补，所以南方的桂圆能和北方的人参齐名；莲子可以养心安神、补肾固精；大枣益气养血，还可以帮助把桂圆和莲子的药效送到全身；粳米可以壮筋骨、通血脉、益精强肾，又是饭桌上的常用之品。每天喝这道粥，味道虽不是很新奇，但是绝不会让人难以接受。

张先生是一家软件公司的中层干部，虽然只有38岁，但是两鬓的白头发已经快扑到太阳穴了。我推荐他喝这道粥，第一个疗程过后，他就说，感觉精力开始旺盛，晚上睡眠质量变好了。到第四个疗程的时候，白头发坚守的阵地开始变小，退回到两鬓了。如果不仔细看，几乎还看不到。

不知道您发现没有，这道粥里的四种食材都有养心安神的作用。其实，当人肝肾亏虚的时候，不仅是影响头发，还会伴有失眠、烦躁的表现。您如果留意的话，那些长白头发的，大多晚上睡得都不太好，容易被惊醒。

中国古代有个成语叫"牵一发而动全身"，中医的好处就在于此，调一发而养全身！让您健健康康的，身心俱佳！

养好肺和肝，你就能有张白里透红的脸

闻到香味，会让人感觉格外的舒服。中医有解释，言芳香之气可以醒脾化湿。现代医学更是发现，芳香可以调理内分泌、改善新陈代谢功能、增强免疫力、杀菌、消炎、改善睡眠、缓解焦虑等等。今天我给您开一道沁人心脾的养颜茶，常饮可以让您的皮肤更加白嫩，让您看起来更加年轻。

这道茶包括：金莲花3朵，玫瑰花5朵，千日红3朵，三七花3朵，百合花6朵，木蝴蝶5片。都是花，也很常见，用开水泡一下就可以喝了。

要讨论这道茶为什么能养颜之前，咱们先来说一下什么样的容颜不好。皮肤不水嫩，发干发白，不好；脸上有痘痘，有斑，不好；皮肤不是白里透红的，发黄，不好。

我开的这个方子里，金莲花清热解毒的效果非常好。在中草药里，清热解毒的药多了，为什么要选金莲花？我的印象非常深刻，是因为我曾经看过一个典故。说大辽国的萧太后，虽然人到了中年，看起来仍然像个青年女子一般，青春靓丽。她的秘方只有一个，就是喝金莲花茶。试想一下，一个女人，每天要处理那么多大大小小的朝政事务，每天要有多少急，多上火啊。御医单单给她推荐的是金莲花茶，是因为金莲花不仅可以清热解毒，还有美容养颜的功效。另外很多女人脸上爱出痘痘，看那发红发紫的痘痘，其实就是毒，是火。金莲花清热解毒，还有预防痘痘的作用；玫瑰花女性们就更熟悉了，"占得春光第一香"，可以疏肝解郁。肝气不郁结了，气血就顺畅，面部自然就红润了；千日红可以祛湿热，防止脸上长斑。现代研究发现它含有很多氨基酸以及多种微量元素，美容养颜的效果非常好。

中医常说，女人以血为用。三七的补血效果非常好，清朝药学著作《本草纲目拾遗》中记载："人参补气第一，三七补血第一，味同而功亦等，故称人参三七，为中药中之最珍贵者。"百合花可以安神，让女性晚上睡得好。俗话常说"睡美人"，就是说女人睡好了才会美嘛。

最后是木蝴蝶，木蝴蝶入肺经，可以宣肺，中医上讲，肺主皮毛嘛。

上面这个方子不是我的方子，是几年前我在中医药最权威的报纸《中国中医药报》上看到的，是一个非常有名的老中医的经验方。这几年，身边经常有一些朋友、同事和患者，问我有没有养颜茶，我就会推荐这个方子，大家普遍的反映也非常不错。

这道茶很简单，上面的是一天的量，每天用开水泡过后，坚持喝就可以了。如果您不爱喝茶的话，也可以把上面这个方子用开水泡一泡，然后每天早晚用茶水洗脸，也可以起到一定的效果。

延缓衰老的"益寿驻颜膏"

人之一生：生、长、壮、老、已。有人活一百岁，那到七十岁也可以说是处在壮年。有活六十岁，到四十岁可以说就进入老年的人了。我这样说一点也不夸张，看看身边的人，有的三四十岁头发就差不多白了一半儿，不是老头儿是什么？

但是，人为什么会衰老？因为脏器功能变差了，身体的需要不能满足了，于是慢慢就变老了。我有一次去参加一个学术会，结识了一个比较谈得来的老中医。这位老中医非常注重养生，他说自己现在六十出头，没生过大病，偶尔生过小病，不过也是很快就调好了。

我问他有什么秘方没，他说觉得自己身体好的原因，第一是父母遗传的先天条件比较好，他小时候就很少生病；第二是后天的饮食起居比较规律。再者，就是他自己有个小秘方。

我一听感兴趣了，连忙问他是什么方。

他说，到了五十岁以后，感觉身体上的这些"硬件"还可以，但是"软件"却比以前差了，精力没以前充足，开始有白头发了，皮肤也有点干燥。

于是，他就给自己捣鼓了一个膏方。方子包括人参 60 克，白术 100 克，茯苓 100 克，当归 120 克，白芍 120 克，熟地黄 150 克，山萸肉 100 克，何首乌 150 克，龟甲胶 100 克，蜂蜜 1000 克。

外行看热闹，内行看门道。这个方子他一说，我就明白了。人参、白术、茯苓是中医上"四君子汤"里的三味药，而四君子汤是补气的名方。当归、白芍、熟地黄是"四物汤"里的三味药，而四物汤是补血的名方。这六味药可以气血双补。山萸肉可以滋补肝肾，但是又不温不燥，中医上说"惟山萸大补肝肾专而不杂，既无寒热之偏，又无阴阳之背，实为诸补阴之冠。"这里用它主要是为了预防老人出现腰膝酸软、耳聋耳鸣、出虚汗、眩晕等症状；何首乌有乌发、通便、延缓衰老的作用；龟甲胶可能有点贵，不过它可以滋阴潜阳，现代研究发现它还有抗肿瘤的作用。虽然贵了一点，但是用在自己身体上，也值！

听完后，我感觉这个方子真是特别棒，于是顺手就拿笔记了下来。回来就诊的时候，遇到一些患者也讲给他们，他们的反响也都非常不错。

做这个膏方的时候，先把除龟甲和蜂蜜之外的八味药用清水浸泡，然后放在锅上加水，水要高出草药 10 厘米。接着像平常熬草药一样，先大火煮沸后换成小火煎 20 分钟。同样的方法煎三次后，把三次煎好的药汁混在一起，放凉后用纱布过滤一下。然后把药汁倒入锅中大火加热，要用顺时针不停地搅拌。等药汁剩下约 1000 毫升的时候，把龟甲胶放到药汁中，这时候，龟甲胶就会融化成液体了，就像阿胶一样，这在制膏中叫"烊化"。把锅端下来，放入蜂蜜搅拌均匀。放凉后您就会发现，黏稠状的膏方就做好了！

那个老中医把这个方取名叫"益寿驻颜膏"，我感觉名字也起得非常好，这个方子对于那些身体阴阳相对平衡的人来讲，男女皆宜。

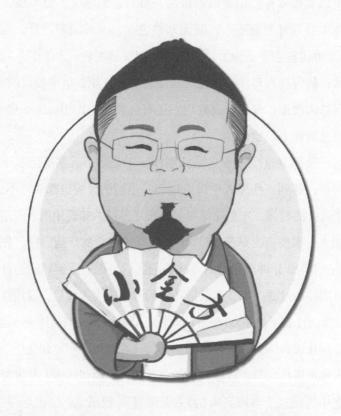

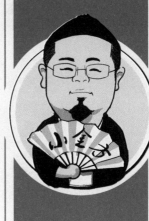

第七篇

『慢病』在家自己调

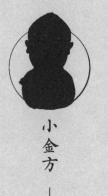

小金方

低血压，就吃十全大补膏

杨女士是那种一看身体就比较虚的人，走路慢，说话慢，脸色苍白，眼皮下垂。让她伸舌头给我看看，她连伸舌头的动作也是慢吞吞的。她说自己经常感觉心烦气短，我给她量了量血压，果然不出我所料，血压偏低。低血压，从中医角度来讲，这跟气虚阳虚有关，多以心气虚、肾阳虚为主。

对于上四十岁的，有低血压的女性，我都会推荐服用十全大补膏。十全大补膏出自《太平惠民和剂局方》，就像白酒里的茅台、五粮液一样，十全大补膏是中医里一个非常经典的方子。它由十味药组成，分别是人参30克，肉桂30克，白术50克，茯苓50克，黄芪50克，炙甘草20克，当归50克，白芍50克，川芎30克，熟地黄50克。

这十味药其实是由专门补气的四君子汤（人参、白术、茯苓、甘草）加上专门补血的四物汤（当归、芍药、川芎、地黄），再配上可以补脾肺的黄芪和补肾阳的肉桂组合而成的，可以五脏同补，气血双治。

做十全大补膏的时候也不麻烦，先到药店把药都买回来。买的时候要记着跟取药的说一下，人参另包。做

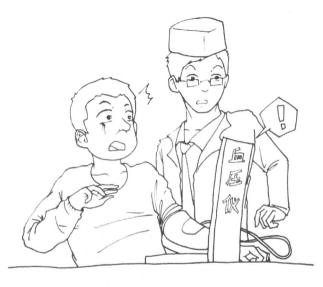

的时候，先把其他的九味药用清水浸泡三四个小时，然后加上约2000毫升水，用大火烧开后换成小火煎再煎上半小时，这时候药汁剩下差不多一半了。把药汁倒出来再用同样的方法煎一次，把两次煎好的药汁混在一起，用纱布过滤一下，暂时放在一边。然后把人参单独加100毫升水，大火烧开后换小火煎20分钟，药汁约剩下50毫升的时候关火。最后一道工序是浓缩，把九种药煎好的药汁倒入锅中，用大火烧开，不停地顺时针搅拌。等剩下约八九百毫升的时候关火就可以了，然后冲入人参汁就可以做成流质膏了。

我跟杨女士说，做成的膏可能有点苦，每天早晚各一勺，用开水冲服即可。

杨女士的回答让我很吃惊，她说："有什么苦不苦的，咖啡不苦吗？不还是有那么多人喝？我就当是喝咖啡了。"

我当时笑了："有你这种精神，喝上两个月，保证大变样！"

杨女士也没喝够两个月，低血压就升上去了，脸色也红润了。她自己说，以前还老是掉头发，现在掉得也少了。

十全大补膏调理低血压，其实只是它微不足道的一个功效。如果您有"五劳七伤"（五劳就是久坐、久站、久视、久行、久卧，七伤就是大饱伤脾，大怒气逆伤肝，强力举重久坐湿地伤肾，形寒饮冷伤肺，忧愁思虑伤心，风雨寒暑伤形，恐惧不节伤志）。这时候就都可以用十全大补膏调理，原因很简单，这个方子把得比较全。

另外，潮热骨疼，不思饮食，面色萎黄、夜梦遗精、脚膝无力、脾肾气弱、五心烦热、忧虑伤血气、咳嗽中满，及病后未复等也可以用，比吃市场上那些乱七八糟的保健品好太多了。

 ## "两高"老人要保健，大便一定要畅通

俗话说"人老不讲筋骨为能"，有些健康问题对于年轻人来说，忍一

忍就过去了。但是放在老年人身上，那就是压倒骆驼的最后一根稻草。就拿便秘来说，年轻人便秘引起的问题不大，无非就是肚子胀、没食欲、口臭、脸上长斑等。但是老年人就不一样了，尤其是有高血压、高血脂的老年人，小小的便秘就有可能"要命"。因为患有高血压、高血脂的老年人血管弹性差，当屏气用力排便时，腹压增大，这时候，如果有些血管比较脆或者狭窄得比较厉害的话，就会破裂，诱发脑出血等，从而危及到宝贵的生命。

我见过很多老年人，对待高血压、高血脂的态度小心翼翼的，也控制得很好，但是如果因为便秘诱发脑出血，那多让人惋惜啊！

作为一名大夫，我要再次苦口婆心地跟各位老年朋友说一句小心。由于年纪比较大，胃肠功能衰退的缘故，便秘在两高人群身上非常常见，很多人也不放在心上。

以前有位两高老人，我给他开的是草药方，他吃了三天，大便就通畅了。并且半个月过去了，他的血压、血脂控制得都非常不错。

但是问题出来了，如果这位老人把中草药停了以后，再便秘又怎么办呢？我当时就想，中草药汤剂是最管用的，但是有些人血压、血脂控制得好，就很少会因为便秘来看病了。如果能开个简单的泡茶方，他们有便秘了，就泡茶喝，那便秘的问题就可以迎刃而解了。

当天晚上，我就琢磨出了一个简单的泡茶方来。后来，再碰到类似的老年人时，我就会把泡茶方写给他们。后来，经过反复总结和调整用量，我把方子给定了一下，定为绞股蓝 8 克，决明子 10 克，生山楂 3 克，丹参 5 克。已经过去很多年了，很多老病号用了这个方子以后都说自己便秘的问题解决了，血压、血脂也控制得很好。

这个方子里，绞股蓝可以降压、降脂、安神，本身还有润肠通便的作用；决明子归大肠经，主要对付大便燥结；生山楂消食积，除腹胀；丹参对于三高人群来说最不陌生了，它活血化瘀的效果非常好。整个方子降压降脂、助眠通便。

别小看了这个小方子，小病不注意就会诱发大麻烦，而小方子能在小病发为大病前就消除隐患。

多喝降压茶，少吃降压药

很多人让高血压折磨得焦头烂额的。现代医学在治疗高血压的时候，主张联合用药，也就是说，一次要吃好几种药，比如说利尿剂、钙离子拮抗剂等等，有些人一顿要吃一小把药，真是愁人！

我自己就不希望患者大把大把的吃药。就拿高血压来说吧，我有自己的意见：降压药还是要吃的，但是要少吃，有一些西药可以用中药的茶疗来代替，降压药少吃一些，每天降压茶多喝一点，这样吃药少了，还增加了口福，多好！记得有一次我在医馆坐诊的时候，碰到一位老年人找我来调理高血压。他说自己现在一天三顿都得吃降压药，而且还得四种降压药联合应用。他说自己的"嗓子眼儿"很细，自从发现有高血压以后，吃药成了个大麻烦事儿。

我看了看他吃的降压药，原来的大夫给开的方子没有错。但是，大夫有时候不能为了治病而不考虑患者的感受，如果吃药一顿得吃一大把，那这个大夫肯定不算个好大夫。我给他开了道降压茶，罗布麻10克，山楂5克，五味子5克，冰糖适量。这三味中药一般的中药店里都有卖的，到药店买回来就可以了，而且肯定比西药要便宜很多。上面的量是一天的量，上午用热水冲一杯，喝完后下午再冲一次就可以了。我让他连续喝一个星期，同时把他的降压药给减掉了一部分。并且叮嘱他每天都要按时测量血压。

一星期后，那个老年人过来调药了。他说自己天天喝茶，按时吃降压药，血压很平稳。就这样过了两个月，他的降压药已经减到了两种，并且只要每天晚上吃一次就可以了。他说现在终于再也不用看着一把药发愁了。

这是我行医多年总结出来的降压方。罗布麻很多高血压患者都不陌生，因为有一种降压药叫罗布麻降压片，主要成分就是罗布麻。罗布麻茶的茶叶里含有大量黄酮、有机酸、氨基酸等化学成分，可以降血压、降血脂、增加冠状动脉流量，还可以改善睡眠质量；山楂可以扩张血管，还可以利尿；五味子您可能不太熟悉，它之所以叫五味子，是因为它有酸、苦、甘、辛、咸五种味道，可以入五脏，对人的五脏都有保护作用。高血压患者最害怕高血压会危害心、脑肾等器官，因此这里五味子也是必不可少的。冰糖在这里可以调味，您根据自己的口味儿适量加就是了。

我在这里推荐降压茶，还有一个重要的原因是它的降压效果比较平缓，患者没有特别的不适感。有些人血压比较高，如果降压降得过急，就好比一个人从五楼突然掉到一楼一般，患者会受不了。

菊槐绿茶饮，高血压后不用为头晕头痛犯愁

秦先生是经一个朋友介绍来找我看病的，他46岁，正值忙事业的壮年。见到我的时候，他说其实自己三年前就发现患有高血压，但是一直没控制好。最近头晕头痛得特别厉害，工作都没法做了，只能天天待在家里，还得有人一直在身边看着，生怕哪一次晕倒在地上起不来也没人知道。

我说，您的病根儿是高血压，但是头晕痛也不能不管，要不然四十多岁的大老爷们儿，天天得有人看着，那生活就太没意思了。

秦先生听了说："您说得太对了，我最近真有这种感觉。"

我给他开了降压药，又开了道茶，菊花、槐花、绿茶各3克。我跟秦先生说，降压药是降血压的，一定要按时按量吃。茶疗方是治高血压引起的头晕痛的，每天喝就成了。绿茶市场上很多，信阳毛尖、西湖龙井、黄山毛峰等等，都是绿茶。这个方里的菊花、槐花可以到药店去买，绿茶到茶叶店里买就可以了。把茶放到水杯中，闷上几分钟就可以边品边喝了。

秦先生按我说的喝了近一个月，头晕头痛的症状就消失了，他的血压现在也控制得非常好。

我想提醒各位的是，高血压如果不是很严重的话，是不会有明显症状的，所以很多人得了高血压也不知道。而得高血压的人还会头晕头痛，就是在提示说明血压已经高到身体受不了了，至少脑血管和脑神经快受不了的。如果这时候还不注意，就有可能要引起脑中风，所以需要格外注意。

上面这道茶名叫"菊槐绿茶饮"，是古代流传至今的一个很有名的茶疗方。方子里面菊花散风清热、清肝明目；槐花可以缓解神经痉挛，还可以清热凉血；绿茶提神清心、降火明目。只要肝阳不上行，头晕头疼自然就会祛除了。教大家一个泡茶知识，绿茶一般泡三次就可以了，多了就没茶味儿了。

另外，现在熬夜的和经常在电脑前久坐的人也非常多，也可以喝这道茶，对缓解疲劳，缓解眼睛干涩、增强免疫力的效果也非常好。

有个妙方，血压血脂一块儿降

有些病会一块儿出现，好像孪生兄弟一样，比如说高血压和高血脂就喜欢一块出现。很多人就是既有高血压，又有高血脂，而且这种情况经常出现在那些肥胖人群的身上。人胖的时候不仅皮下的脂肪多，血管里的脂肪也多，时间长了堆积到血管壁上，这时候就是高血脂。血管腔变细了，血管里能流的血少了，心脏需要用更大的力气才能把血泵到全身各处，于是就会出现高血压。血压高了，就会感觉到心慌、胸闷等等，人就越不想动，活动得少，血脂也会更高。

这就是为什么很多有高血脂的人都伴有高血压。门诊上高血脂伴有高血压的人实在是太多太多了，每天一坐诊就能碰到。

出现高血脂、高血压的时候，就说明身体已经出大问题了，得尽早调治。要不然，等到得脂肪肝、肝硬化、脑出血、心肌梗死的时候，风险就要比平常人高上几十倍几百倍。说得不好听点，今天还坐小汽车，明天就可能坐轮椅啊！

有位退休干部来找我看病，我看了看他的化验单，总胆固醇和甘油三酯都比正常值高出很多。一量血压，高压一百七，低压一百一。

我跟他说："老同志，得警惕啊。"听了我的话他笑了。我给他开了降压药、降脂药，然后又给他开了道花茶，配方是山楂25克，荷叶10克（孕妇禁用）。最后我叮嘱他，山楂和荷叶都可以上草药店买，也可以在中医院里买。买回来之后，先用清水洗一下，然后加入适量的水（这里需要说明一点，您感觉自己平时一天喝多少水，就加多少水）。然后开大火把茶煮沸后换成小火再熬上十几分钟就可以了。家里有保温杯或暖水瓶的，把茶倒在里面，一天喝完就可以了。

那位老同志吃降压药、降脂药的同时，配上这道茶，再坚持锻炼，血压一个月就降下来了，血脂三个月后也达标了。

这个茶疗方不是我的方子，我也记不清楚是在哪儿看到的了。但是有一次我在看医书的时候，《本草通玄》中说山楂可以"消油垢之积"，不就说的是可以降血脂吗？我又对这个方子进行了思考。山楂可以活血化瘀，荷叶可以清热凉血，降血压、降血脂。还有一点是，荷叶还可以"利湿"，有句话叫"胖人多湿"，高血脂的人多伴有肥胖，所以这里用荷叶也是恰到好处。

看，一个方子里虽然只有两味药，但是却非它们莫属。到现在我已经给近千名患者用过了此方，反响都非常好。

这道茶还可以减肥。女孩子感觉自己胖的话，可以在三月份的时候开始喝这道茶。山楂可以消食积，荷叶可以除湿气。连续喝上两个月左右，到了五月份天气变热，正好赶上穿裙子的季节，秀一秀苗条的身材！

害怕得中风，槐花就是防病茶

中风是种"要命"的病，轻者嘴歪眼斜，说话不流畅，重的会偏瘫甚至要命。而且中风发病很快，很多人抢救都抢救不过来。以前我经常举办一些健康讲座，每次我讲到"中风的防治"的时候，都会密密麻麻来很多人。

医学上关于中风的描述也很吓人，说它"四高一多"——发病率高、死亡率高、致残率高、复发率高、并发症多。还说它和冠心病、癌症并列，是威胁人类健康的三大疾病之一。实际上也确实是这回事儿！所以很多老年人都怕得中风。我还见过很多老年人，一到冬天就总是找些头晕什么的借口住进医院的病房里，生怕得了中风。有个老人说，反正医保可以报销，住院也花不了多少钱，住在医院里多安全！我说，中风又不是新兵蛋子打枪——乱射一气，发病也是有原因的，把原因控制住了，中风想找你都找不上你！

记得有一次在一个健康讲座上，有位有高血压的老年人，是阀门厂的退休老职工。他问我，到底怎么才能预防中风呢，总不能一到冬天就住到医院里吧？原来，跟他关系比较好的一个同事，跟他一起退休的，前年却因为得中风过世了，之后他就连着两年的冬天都住在医院里。

"别太拿病当回事儿，你越拿它当回事儿，它越拿你当回事儿！"我跟他说。

什么叫中风？说白了就是脑血管破了或者脑血管堵着了。脑血管为啥会堵会破？冬天天冷的时候，血管弹性变差了，变脆了，就容易堵、容易破。那么，用一段时间软化血管的药不就行了吗？喝点槐花茶就可以起到软化血管的作用。槐花能软化血管，缓解血管痉挛，还有一定的止血作用，这都是医学研究证明过的。中医里说，槐花可以凉血止血，对"血热妄行"的治疗效果很好。每天取6克，用热水冲泡后喝就可以了。

我这里说的槐花不是五月份槐树上开的花，而是经过炮制的槐花。因为生槐花虽然也可以凉血止血，但是苦寒之性太过。经过炮制后的炒槐花，就没有那么苦寒了，而凉血止血的作用还在，天天喝也不用担心脾胃受不了。

那个老年高血压患者每年冬天和夏天都会喝上一两个月，至今也没有得中风。

先天遗传糖尿病，后天食疗补回来

糖尿患者多属"许三多"——吃得多、喝得多、尿得多，但人却经常感觉疲乏、消瘦。中医把糖尿病叫消渴证，吃得多、喝得多但整个人却很瘦，很明显跟脾胃有关，是脾胃功能变差了。尿得多，跟肾有关。经常感觉疲劳、身上没劲儿，跟肺气不足有关。所以，如果能把脾、肾、肺三脏的功能给调一调，让它们的功能强一些，消渴症的症状就会减轻，甚至消失，到时候病自然就好了。

我曾从一个老中医那里学到一个治疗糖尿病的方子。方子很简单，是糯米（炒黄）、桑白皮各 30 克。糯米就是江米，包粽子吃的米，大街上哪儿都有卖的。桑白皮一般中草药店都有。一次性可以多买一些，因为这方子要吃上一阵子。买回来之后，先把糯米放到炒锅里，开上小火，把糯米炒得又香又黄，然后放在一旁备用。桑白皮放入锅中后加水，加水的量主要根据您每天早晚喝粥的量而定。如果您喜欢喝粥，可以多加点水，不喜欢就少加一些。把桑白皮放水里大火烧开，换小火煎二十分钟左右。取药汁加入炒过后的糯米，熬成粥，早晚分两次喝完就可以了。

小程三十多岁，在一次体检的时候，发现血糖超过正常值很多，于是就又进一步深入地做了检查，发现血糖果然有问题。他来找我看病的时候说："我快愁死了，我可不能得糖尿病啊，您可得给我治好啊，要不然我这一辈子就完了。"

我就跟他说，中国人中，一百个人里头有六七个得糖尿病的，人家不都活得好好的？你这是正处在糖尿病早期，治好还是没问题的。但你要是还不注意的话，那就真成糖尿病了，再过几年它就会危害到心、脑、肾，心衰、肾病什么的就来了。

接着我把上面的方子告诉了他，小程还很有心，问我为什么要把糯米炒一炒。我说糯米入脾、胃、肺经，可以温暖脾胃，还可以补中益气。但是糯米有点不容易消化，所以用火炒一炒就好消化了。另外，糯米炒过后香喷喷的，喝起来也很香。桑白皮是一味中药，本身有利水、消肿、缓解疲劳等作用。由于古人治疗糖尿病常常会用的桑白皮，所以近年来有人"刨根问底"，把桑白皮深刻地研究了一下，并从桑白皮中分离出来了一种可以降血糖的化学成分，最终证实了桑白皮有降糖作用。

一个多月后，小程又去测血糖，血糖已经回归正常值了。

我叮嘱小程，"合理膳食、适量运动、戒烟限酒、心理平衡"，这健康四大基石，要尽量做到，否则以后糖尿病还会卷土重来！

老人健忘、少睡、便秘，就用仙方凝灵膏

松柏在中国是长寿的象征，有句对联叫"福如东海长流水，寿比南山不老松"，今天我给大家说的膏方，就全跟松柏有关，它的名字叫仙方凝灵膏，出自《千金翼方》。组成是茯苓300克，松子仁100克，柏子仁100克，蜂蜜100克。其实方子里还有松香，但是因为太贵了，我就把它去掉了，而且如果仅仅用于身体调理的话，没必要用松香。

茯苓是一种菌类，它寄生在松树的根上，有健脾胃、宁心神的作用。健脾胃、宁心神的药很多，但是中医大夫们大多很喜欢用茯苓，因为它是"四时神药"，不分四季，把它跟各种药物配伍，不管寒、温、风、湿，都能发挥药效。《本草纲目》中说："茯苓，盖松之神灵之气，伏结而成，故谓之茯灵，茯神也。"松子仁又叫"长寿果"，补肾益气、养血通便，还可以延年益寿。柏子仁养心气、润肾燥，宁心益智。整个方子里，茯苓和柏子仁性平，松子仁药性偏温一些，整个方子以平为主，可以长期服用。

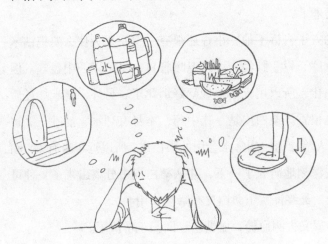

此方是专门为那些爱忘事儿、睡觉时间短，大便干的老年人准备的。整个方子我想，是古人根据松柏耐寒的坚毅之性有针对性地组方而成的。

做的时候，把

茯苓、松子仁、柏子仁打成粉，用纱布筛一下，把筛出来的药粉放入锅中，加上 2000 毫升水，大火烧开后换成小火，熬至药汁剩下约一半的时候即可关火，最后加上蜂蜜搅匀收膏。

朋友的母亲王姨有健忘，睡眠不佳和大便干的毛病。问诊的时候问她，她说心里烦得很，白天丢三落四的，晚上还睡不好觉，平时大便还不好。我跟她说："六十多岁的时候应该整天高高兴兴的才对，看人家新加坡那边，都管六十岁以上的老人叫乐龄人群。您这问题也不大，但对生活的影响可不小，所以得早点调一调。"

我把仙方凝灵膏的做法给她写到一张纸上，王姨回家就做出来了。吃了三个月，每个月的情况都在逐渐改善，健忘的毛病没了，晚上也睡得香了，大便也通畅了。

她来谢我，我说这有啥可谢的，都是传了上千年的老方子，只不过我给拿出来用罢了。

生津降糖茶，专门对付糖尿病眼底出血

老家的秦大伯，晚上吃饭的时候给我打来电话，说第二天要来找我看病。问他怎么回事儿，他也没在电话里说，但从他说话的口气来推断，问题不小。我很能理解他的心情，这就好像青春痘长在谁脸上谁闹心一样，病落到谁身上谁也害怕，不见到大夫心就放不下来。我就跟他说了医馆的位置，第二天一大早他就从天津老家赶过来了。

见到我的时候，秦大伯跟我说，他感觉自己可能快不行了。我当时问他怎么回事，他就说："我前天早上起床照镜子的时候，看见我的眼睛可红了。当时我也没在意，想着大概是没睡好。没想到上午吃完饭眼前黑了一下，当时啥都看不见了，过了几秒钟又缓过来了，但是一直到今儿个，眼睛还是红红的。"

我看了看他的眼睛，有少量的血丝，但是眼睛不红不肿，眼屎也不多，

不像是眼病，我就问他："你是不是有糖尿病啊？"

秦大伯说，他的糖尿病是有些年了，吃药也控制得不太好。

这很明显是糖尿病引起的并发症——糖尿病眼底出血。

糖尿病在中国基数很大，有一亿人左右。医院里，大夫们把糖尿病叫"沉默的杀手"。这样叫的原因很简单，就是因为它会诱发很多并发症，比如说眼底出血、肾病、心衰等等，但是最常见的还是眼底出血。长期控制不好的糖尿病，随着病程的延长，几乎100%都会出现糖尿病视网膜病变和眼底出血。

我就明确地告诉秦大伯："您这是糖尿病造成的眼底出血，要是再不治，以后很有可能会失明。"

秦大伯说，自己就害怕这一点。

接着，我又问了问秦大伯平时用的降糖药是什么，发现他用的降糖药还行，但是如果能配上中药调一调的话，效果应该会更好。于是我就告诉他，以前的降糖药还要接着吃，另外我再给他加一道茶，降糖凉血的效果比较好，可以缓解眼底出血。

这道茶的配方是翻白草5克，葛根2.5克，沙苑子2.5克，天花粉3克，麦冬3克。

这是我以前跟师坐诊的时候，从一个老中医那里学来的方子。糖尿病为什么会并发眼底出血？从中医上讲，与阴虚火旺有关，尤其是肝肾阴虚型的阴虚火旺。中医讲，肝藏血，阴虚火旺的时候，血管会变脆，而眼睛的血管属于微血管循环，糖尿病引发并发症的时候肯定会先从微血管循环开始，所以患者才会出现眼底出血。这个方子里，翻白草不仅可以降血糖，还可以生津凉血，是主药；葛根可以解肌、生津止渴，让糖尿病患者不至于因为要控制饮食还感觉到饿；沙苑子可以温阳补肾，明目益睛。中医认为，阴阳互根，补肾可以振奋肾阳，从而调理人体的阴阳平衡；天花粉滋阴效果非常好，麦冬也可以养阴，同时还兼有调理脾胃的作用。

整个方子不仅可以很好地预防糖尿病造成的眼底出血等并发症，还对血糖有一定的调理作用。

秦大伯回家以后，坚持服用降糖药，还天天喝我开的茶，第三天眼睛就不红了。

最后我还想再劝糖友们一下，有人说得了糖尿病，说得难听点就跟判了死缓一样。其实并非如此，也不用那么想。只要糖尿病患者不出现并发症，照样可以像平常人一样，长寿一点问题都没有。

下蹲防头晕

关于老年人的常规锻炼，我最推崇的就是很多人都不屑一顾的下蹲。它的好处可是太多了，但是，由于它不雅观，所以很多人都不愿意进行这种锻炼。我曾经在几次讲座中专门在听众中做了简单的调查，居然没有一个人进行下蹲锻炼。

下蹲的好处太多了，简单而有重点地给大家说几样吧。首先是预防头晕，小腿是人的第二心脏，多做下蹲运动可以促进血液回流，改善大脑及全身的血液循环；其次是促进全身的新陈代谢。人在下蹲的时候，踝关节、

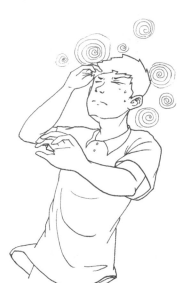

膝关节、腰椎、颈椎、肘关节、腕关节，这些全身的大关节都进行了运动，全身的气血循环加快。从中医的角度来说，人体的十二条经脉都进行了运动，当然就可以改善全身的机能了。再者，下蹲的时候，人体的血管处于扩张状态，经常下蹲，可以缓解高血脂、高血压，还可以预防心脏病，脑血管病。

在医馆附近住的老张，说自己最近经常头晕。他到一家医院花了约两千块钱做了个双源CT检查，报告显示血管

好好的，没有狭窄也没有堵塞，还是不知道头晕是因为哪有问题。

我让他做一做下蹲锻炼，一周后他的头就没再晕过。

关于下蹲，我的建议是循序渐进。身体好的，可以进行全蹲，身体缓缓蹲下一两秒再缓缓站起，千万不要快。每天锻炼两三次，每次36下。年纪大一些的可以先进行半蹲，然后逐渐加大下蹲的深度。如果身体比较虚弱的话，可以扶着桌子、沙发进行下蹲。头几天的时候，您可能会感觉小腿肚有点酸疼，那就说明有效果了，一定要持之以恒的锻炼下去。

以前我在一家中医院见习的时候，还遇到过一位老人，蹲在路边看别人下棋，几十分钟后猛的一站起来，就一头栽到了地上，送到医院后人最终还是没有抢救过来。

人能不能长寿，完全取决于水桶里最短的那块板。像上面这位老人，如果经常进行下蹲的话，也许不至于有这种谁也不愿意看到的后果。

爱忘事儿，吃松子核桃膏比吃药都管用

有一个朋友最近特别爱忘事儿，他说自己刚到银行办了张银行卡，回来后就想不起来设的密码是多少了。上司开会的时候交代他去给准备一辆车，他这边应下了，回到自己办公室就忘了。

侄子大学刚毕业，指着电视里的一个明星，拍了好几下脑袋也没想起来叫什么名字。

还有在医馆里碰到的一个老人，说有次把稀饭放在火上煮着就出门了。幸好燃气灶可以自己报警关火，不然家非被烧了不可。

就像上面这几个我举的例子，爱忘事儿的人我碰到过无数个。他们身体也没什么问题，但就是健忘，这时候我都会推荐他们用松子核桃膏。

松子核桃膏做起来非常简单，取松子仁、核桃仁各500克，把它们放在一起捣碎成硬膏状，然后加入蜂蜜250克再搅拌均匀就可以了。把它们

放到一个杯子里密封起来，每天早中晚各吃上一勺。

这个方子补脑安神的效果非常好，还可以益精安神。

松子是一种可口的坚果，中医认为它有补肾益智、延年益寿的作用。而营养学对它分析得非常透，更是把"大脑的优质营养补充剂"的美誉送给了它，说它特别适合用脑过度、健忘的人群食用，这主要是因为松子里所含的不饱和脂肪酸可以增强脑细胞代谢，维护脑细胞功能和神经功能；谷氨酸有很好的健脑作用，可增强记忆力，而松子里的谷氨酸含量高达16.3%。此外，松子中的磷和锰含量也非常丰富，这对大脑和神经都有很好的补益作用，是脑力劳动者的健脑佳品，对老年痴呆也有很好的预防作用。

核桃就不用多说了，大家都熟悉，它的外形与人的脑髓相似，可以健脑强心，补虚益智。整个膏方简单紧凑。

由于这个膏方做起来非常简单，取材也很常见，因此我经常推荐给一些经常用脑的中年人、在校学生和爱忘事儿的老年人食用，大家也普遍反映说非常好。

其实，就算是不健忘的老年人也非常适合吃松子核桃膏，因为松子、核桃不仅有健脑的作用，还可以软化血管、预防心脑血管疾病。另外，它们还都有延缓衰老的作用。蜂蜜还可以润肠通便，让老年人免除便秘的困扰。而且松子、核桃、蜂蜜都是平和之品，都可以长期服用。

当然，好东西并非人人适合。这个方子肥胖人群最好少吃，因为松子、核桃的热量太高了。另外，平常大便比较稀的人也要少吃，以免增加排便次数，影响身体健康。

告别心悸、头昏、乏力的秘密：三才膏

中国传统文化里有"三才"之说，源自《易经》，指的是天、地、人。三才是中国人古朴的世界观，强调的是人与天地，与自然和谐统一的精神。

中医中的一部分哲学观是从《易经》中来的，比如它的天人合一，阴阳平衡等思想。中医里有个流传至今的膏方叫"三才膏"，分别是天门冬、熟地黄、党参（古全称是上党人参，简称党参）各250克，外加上五味子60克。天、地、人也占全了，所以叫三才膏。

如果光名字神奇的话，是经受不住历史的考验的，不可能流传几百年一直到现在，关键还在于它的疗效非常好。

三才膏治疗心悸、头昏、乏力、男性遗精等症的效果非常好，它的做法也非常简单。把材料用清水浸泡一两个小时，然后切成小碎块放到锅里，加水没过药物10厘米。先开大火煎至沸腾，后换成小火再煎上30分钟。用同样的方法再煎两次后，把三次煎好的药汁混在一起，用纱布过滤一下，去掉细小的药渣。然后放在火上用大火浓缩，等剩下约1000毫升的时候就可以了。凉透后倒入杯中放到冰箱里，每天早晚各服两勺。

天门冬中医上说它"补肾气、益力气"，吃了之后肾精充沛，还可以浑身有劲儿；熟地黄滋补肝肾的效果非常好，中医上说它有滋阴补虚、益精养血的作用。大名鼎鼎的六味地黄丸滋补肝肾的效果非常好，想必大家肯定都知道，它之所以叫"地黄丸"，就是因为是以熟地黄为君药制作而成的；党参可以补中益气，治疗心悸、乏力的效果非常好；五味子可以入五脏，因为它有"五种味道"，《本草纲目》上说它"酸咸入肝而补肾，辛苦入心而补肺，甘入中宫益脾胃"。

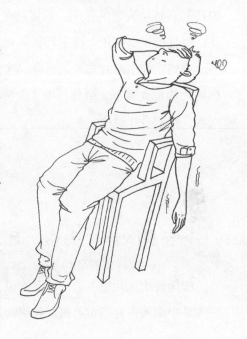

总之，三才膏主要针对治疗的是中年人在步入老年的过程中出现的一些衰老的症状。

我曾经把这个方子给过一对夫妻，这对夫妻是妻子来看病的，她四十出头，但是经常心慌，浑身没劲儿，没办法工作。我把这个膏方教给她，顺口说了说医理，她说她丈夫也是感觉乏力，有时候头昏，房事还不好。

我说那你们可以一块儿吃，一家人由于饮食习惯、生活习惯相似，同时出现虚劳、衰老等症状是很正常的。

那位女士很信任我，两口子一块儿吃了两周就见效了，我又让他们吃了一个月，他们的不适之症就完全消失了。

他们说，这下不仅治好了病，还懂了点中医文化，实在是奇妙！

参杞膏，专调头晕腰酸

如果您经常感觉头晕目眩、腰膝酸软，那就跟我一起制一道膏方——参杞膏吧！很多人可能听说过市场上卖的中成药参杞片和参杞颗粒。但是对于中医大夫来讲，能开汤药的是不会给开成药的，因为汤药的效果要比成药好很多。

到药店里买党参1000克，枸杞子500克，把它们放到锅里加上水，水最好没过药物10厘米。然后用大火煎至沸腾，换成小火再煎30分钟。把药汁倒出来后再用同样的方法煎两次。把三次煎好的药汁加在一起用纱布过滤一下，把里面的残渣给过滤掉。然后放在火上用大火浓缩，记住要不停地顺时针搅拌。等药汁剩下约1000毫升的时候，加入200克蜂蜜搅拌均匀就可以关火收膏了。每天早晚服1~2勺，可以直接服用，也可以用开水冲服。

党参和枸杞子搭配在一起非常经典，就像发动机配上了轮子一样，效果绝对是一加一大于二。这个方子里，党参可以补中益气，还可以治虚劳内伤。虽然它没有人参补气的"劲儿"大，但是它更容易被五脏所吸收；枸杞子滋补肝肾，益精明目，主要就是用于治疗虚劳精亏、腰膝酸痛、眩晕耳鸣。

我曾经在医馆里碰到个刚退休的大学教授，他整天感觉腰酸，眼睛看东西老是模糊，有时候还有耳鸣。他跟我说，带学生的时候一点事儿也没有，看书、写字、讲课，都没事儿，一直觉得自己的身体特别好，没想到一退休这么快就老了。

我当时就说，佘老太君一百多岁了还出征打仗呢，你这才六十岁出头，哪儿能就老了。于是我把参杞膏的制作方法教给他，还叮嘱他要提起心劲儿，不要胡思乱想。

一个半月后，这位大学教授又来找我了，他整个人的精气神跟来的时候都不一样了。整个人的气场都是那种积极向上的，我一看就知道他的病好了。

调理脂肪肝又不伤正气的茶疗方

现在很多人看过病以后，感觉病是好了，但是身体也变虚弱了。这主要是因为有些大夫在给患者看病的时候，光顾着泻，没有兼顾到补。这种"杀敌一万，自损三千"的做法，从长远角度来看对身体反而没有好处。

举个最常见的例子来说吧，现在有钱人越来越多了，脂肪肝这种"富贵病"患者也越来越多。调理脂肪肝，有些大夫会用降脂、促进新陈代谢、清热利湿的药物。这些药物确有调理脂肪肝的作用，但是患者吃的时间长了，脂肪肝是没了，相应的肝脏的代谢功能也变弱了。您想一下，这样以后病迟早还会再犯，甚至还有可能导致肝脏衰竭。

我的一个大学同学，也是学医的，只不过毕业后没当医生，而是去搞医疗策划了。有天他找到我，说："不好了，单位体检我查出来有脂肪肝了。"我看了看他，发现将近一年没见，他竟然胖了很多。我调侃说，最近伙食不错吧？他回答："那可不是，老婆不是怀孕了嘛，买了可多好吃的，我也跟着沾光了。另外最近单位也没啥事儿，比较清闲。"

对付脂肪肝，我有一个好方子。这个方子不是我的，是我在河南一家省级中医医院的心血管科参观的时候，那家医院挂在科室的墙上做宣传用的。我当时比较留心，想着，不好用的方子能跟字画一样，挂到墙上吗？

就把它记了下来。后来我自己行医时碰到脂肪肝患者，就把方子告诉他们，这么多年了，这个方子还是百试不爽。

这个方子的组成是荷叶1克，决明子4克，生山楂3克，玫瑰花5朵，桑椹3克。

方子里决明子为君药，润肠通便；胖人多湿嘛，荷叶在里面起清热利湿的作用；生山楂健脾消积；玫瑰花行气活血，还兼疏肝解郁。按常理来说，这个方子到这里就结束了，但是最妙的地方还在于桑椹。中医认为，桑椹入肾经，中医常说"肝肾同源"，所以，它还有滋补肝肾的作用。我们在开药方的时候，不能光泻不补，那样会伤身体。用桑椹的目的，就是在泻的同时，还兼顾了补，从而不会伤到身体里的正气！

用这个方子的时候，用开水冲泡一下就可以喝了。喝的时候，您会发现这道茶酸酸的，还带着香气，口感非常好，这主要是玫瑰花、生山楂和桑椹的作用。

同学坚持喝了一个月，体重就先减了6斤。我说，脂肪肝是肝脏上的脂肪多了，肥胖是身体上的脂肪多了，其实一个道理，你现在要是去做检查，脂肪肝肯定减轻了。朋友说："我信！"

他又喝了一个月，我感觉差不多了就让他不用再喝了。他去做了复查，一切指标都已经正常了。

这个方子不仅有减轻脂肪的作用，帮助减肥的效果也非常好。如果您感觉自己很胖，嘴里整天黏黏的，又不爱活动，大便也不正常，也可以喝这道茶。喝上一阵子后，您会发现肥肉减下去了，皮肤也变好了。

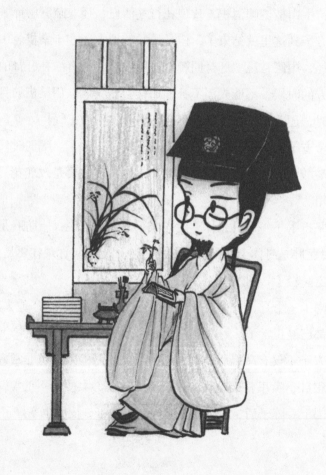

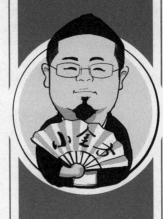

第八篇

小毛病，老偏方

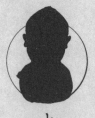

小金方

莲子心泡茶，口腔溃疡不再顽固

王女士每年口疮平均发作五六次，连续四年都是这样。口疮发作的时候，热饭都吃不到嘴里。她告诉我，自己曾经看过很多家医院，每次去看病问到底是什么原因，大夫都会说，可能是胃里有溃疡，也可能跟紧张、烦躁、发怒等精神因素有关，也有可能是睡不好觉造成的，还有的说可能是身体里缺乏微量元素。但是检查也做了一堆，病根儿却没找出来，溃疡还过一段时间就出来了。她还说："大夫，你要是能把我这口腔溃疡治好，要啥我都给你。"

我说，之前的大夫说的这些原因都对，但是不全面，没抓住主要矛盾。胃里有溃疡，从中医角度来看这是跟脾胃有关；紧张、爱发脾气，跟心火旺盛有关；身体里缺乏微量元素，可能跟一些脏器的功能不协调有关。其实中医里对口疮的证型分得也很细，比如说心脾有热、肝火旺盛等，时间长了还会"久病及肾"，但总体来讲，都是跟热毒上扰有关。

关于口腔溃疡，我曾经琢磨了很久。不管是五脏中的哪些脏器有火，有没有一种药能泻五脏之火呢？我想到了莲子心。

莲子心是可以祛五脏之火的，医书上说它可以清心火、平肝火、泻脾火、降肺火、清肾火。《本草蒙筌》中说它"利益十二经脉血气，安靖上下君相火邪"。据说，历史上最长寿的皇帝乾隆，每年

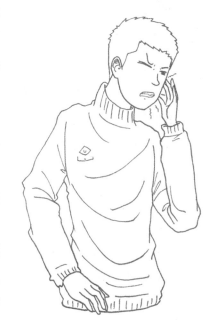

夏天到避暑山庄避暑的时候，都会品尝用荷叶露珠炮制的莲子心茶。

经过这样一番思考后，后来我碰到口疮的患者，就会给他们推荐莲子心。量不用多，每天 3 克，用开水冲泡代茶饮就可以了，作用确实很明显。而且我还发现，很多人喝完以后，失眠的症状消失了，记忆力也变好了，有些女性还说自己脸色也变红润了。这很好理解，口疮、失眠、烦躁等都是内脏有火的表面现象。把内脏里的火消了，这些表面现象自然就没了。

那位王女士喝了两个月，一年内口疮都没有再犯过。

玉米须，肾炎、胆囊炎一扫光

四年前，有个得了慢性肾炎的老同志，他找我看病的时候，腿肿得比原来大了一圈儿。他问我："苏大夫，你说我能活多久？"我听了感到很伤心，但这已经不是第一次有人这样问了。慢性肾炎最大的问题是容易反复发作，得这了病的人就像有只老虎当邻居一样，不知道什么时候就会遇袭倒下。

我认真地回答他说："慢性肾炎不是什么大问题，我见过很多得这病的人，活到八九十的多得是。只要你不让它反复发作，对你的寿命几乎是没有影响的。"他听了之后，心终于放开了！

我给他开的方子很简单，就是玉米须 30 克，每天用开水冲泡代茶饮。

由于我对他的印象非常深刻，三天后我按照这位老同志留的电话打给他。他回答说，喝着甜丝丝的，可以接受。一个月后，老同志主动打电话过来，说腿肿已消。三个月后，老同志到医院去查了一下肾功能，一直折磨他的蛋白尿不见了。肾功能得到了改善，他非常高兴。再来找我，我就叮嘱他，说以后就不用再喝那么多了，可以隔上两三天或者五至七天喝上一次就可以。老同志非常高兴，那神情就像放下了一座大山一般，我也很替他欣慰！

玉米须就是玉米穗吐出的丝，我小时候学医，教课的先生称它为"龙须"。玉米须有利水消肿的作用，把水利下去了，腿上的水肿自然就消了。

其实，治肾炎的很多西药本身的目的也是为了利水，但是玉米须的药性较西药又比较平和，因此喝上几个月也没什么问题。

玉米须不值几个钱，一点钱就能在药店里买到很多。甚至十月份农村收玉米的时，都可以去问老乡们要一点。

因为有利水的作用，玉米须对膀胱炎也有很好的调理作用。我老家的一个小叔，跟我年龄差不多大，只不过辈份高了点。他小便清长，还有尿不净的毛病，跟膀胱炎有关。我也让他喝玉米须水，他喝了一个冬天，小便就顺畅多了。

含点风油精，立即止牙疼

我的很多朋友都是看病的时候结交的，其中有一个老病号我们相识有七八年了，他家人、亲戚朋友都找我看病。有天半夜，床头的手机突然响了。我睡得正香，不过都成习惯了，于是拿起电话来就按了接听键，那边就像打机关枪似的给我说了一大串话："苏大夫，我牙疼两个多小时了，吃止疼药不见一点效果。我去找你一趟吧！"

我听出了这个病号的声音，心想这大半夜的再跑过来多麻烦，于是就告诉他："你别过来了，你去买瓶风油精，然后蘸到棉球上。哪个牙疼就用哪个牙咬住它几分钟试试，如果不行了你再给我打电话。"

他说风油精和棉球家里都有，现在他就去试试。几分钟以后，老病号打电话给我，说疼痛已经止住了。我跟他说："止疼只是暂时的，你明天还是得到医院去看看，是有龋齿还是什么的，该怎么处理怎么处理。"

很多人家里备风油精，主要是为了夏天清凉解暑，防蚊子叮咬。其实，如果您仔细看看说明书的话，止痛也是风油精的一大作用，这主要是因为风油精里面的蓝桉叶有一定的麻醉作用。风油精治急性牙疼是我的一个经验方，止疼非常快。但是牙疼的原因很多，疼痛过后您最好还是到医院去看一看。

现在市场上风油精的生产厂家很多，不仅是药店，夏天出去散步的时候地摊儿上也会有人卖。这东西一两块钱，便宜得很，不用担心有假，放心买回来用就可以了。

另外，有的人出去旅游的话会带瓶风油精，主要是害怕山里的蚊虫比较多。但是您还不知道吧，风油精也可以治晕车呢！如果您有晕车的毛病的话，上车前滴两滴风油精在太阳穴上，治晕车的效果也非常好。需要提醒您的是，孕妇和新生儿最好不要用风油精。

如果您只知道风油精可以解暑却不知道它还可以止牙痛，只知道它可以驱蚊虫却不知道它还可以治晕车，就好像只知道工作赚钱，不知道旅游开心一样。

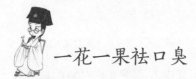

一花一果祛口臭

张先生来找我治口臭的时候，说了他的经历。他说，上个月底老婆提醒说他口气太重。当时他听了这话挺在意的，此后每天把刷牙的次数从两次提高到了三次。每天跟同事、朋友见面的时候都刻意保持一段距离，生怕别人闻到而讨厌自己。

但是忍了一段时间后心里太难受了，自己就去买了瓶漱口水，看说明书上说含有这元素那元素的，可以让口气立刻清新，可是当时用了确实是有效，一不用就不行了。

我跟他说，回去弄柠檬2片，金莲花3克，天天泡水喝，喝不了一周口臭就没了。

张先生回去试了试，一周后果然口气消失。

口臭光用漱口水不行，得分析是什么原因导致的。它有可能是单纯的口腔问题，比如说有些人经常不刷牙，嘴里经常残留一些食物残渣，这些食物经过发酵分解，就会产生臭味。也有的人牙齿有炎症，比如说牙周炎、牙周脓肿、牙龈炎等。这种情况下病菌在繁殖的时候，会产生大量的挥发性硫化物、吲哚等，形成口臭。又有一些人的口臭问题可能是与咽喉里的炎症有关，比如说化脓性扁桃体炎等。但还有一些人的口臭跟胃里有火，胃里有食积，胃气不能顺着肠道往下走有关，这种情况下胃气就会上行到口腔里，形成口臭。

无论是哪种口臭吧，都可以用柠檬和金莲花配着清除。柠檬有健胃疏滞的作用，用现代医学的话来说就是可以促进胃里面蛋白酶的分解，增加胃肠蠕动。金莲花可以清热解毒，还有杀菌消炎的作用，尤其是可以消除口腔、咽喉里的炎症。一般情况下，如果您哪天因为嗓子干疼，或者有咽喉炎、扁桃体炎等疾病，不舒服去中医院找大夫看病的时候，中医大夫给开的方子里往往少不了金莲花。柠檬和金莲花，一个促进消化，一个清热消炎，一个在下，一个在上。上下夹攻，把引起口臭的原因给清除掉了，口臭自然就消了。

这是我很久以前在一本中医验方书上看到的，当时看到这个方子我就有种拍腿叫好的感觉。方是小方子，很简单却很紧凑，有四两拨千斤的效果。后来我经常给人用，十有八九都说管用。

一位老中医的治脱发秘方

我跟老师坐诊的时候，他经常给人开生发茶，治脱发非常管用。这个方子很简单，即侧柏叶 5 克，熟地黄 8 克，制首乌 3 克，桑椹 2.5 克，生黄芪 4 克。

这个方子主要针对操劳过度导致的脱发，而不是遗传原因导致的脱发，比如说秃顶，也不是针对头发太油而导致的脂溢性脱发。操劳过度导致的脱发，与肝肾亏虚有关。"肾藏精，主生殖，其华在发"，而"肝藏血""发为血之余"，精血同源相互转化，头发才能正常生长。如果肝肾两虚气血不足，全身的血液循环就不佳，会无力将营养物质输送到人体直立的最高处"头顶"，头上毛囊得不到滋养，渐渐萎缩，就会引起脱发。

现代医学把操劳过度引起的脱发叫神经性脱发，说当精神压力过大时，血液热毒积累，植物神经或中枢神经机能发生紊乱，毛囊毛乳头就会营养不良，发生改变，从而导致毛发生长功能抑制，毛发进入休止期而出现脱发，甚至斑秃。

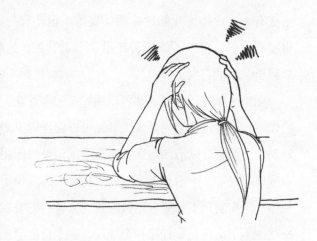

这两者的病因其实都说明操劳过度、精神压力大是导致脱发的直接原因。方子里，侧柏叶有清肝热、凉血热的功效，它本身还有乌发的作用；熟地黄补血养阴、填精生髓，补肝肾少不了它；制首乌除了补肝肾，本身还可以乌发生发，现在市场上卖的很多乌发生发的洗发水，都常用到首乌；桑椹也是补肾的药，但它本身可以除烦、治失眠、对付头晕头疼，精神压力大的人大多除了掉头发以外，本身还有失眠、头晕、心烦等毛病。如果把这些症状祛除掉，患者睡得好，精神好，整个气血循环就非常好，就可以帮助头发的生长；生黄芪有补气的功效，前面几味药都是以滋阴补血为主，加点补气的药，可以增强气血循环。

记得两年前曾有个搞房地产的老板找我，说他掉头发特别厉害，早晨一觉醒来，枕头上都是头发。平常还不敢洗头，看着脸盆里掉下来的头发就跟一根根针扎到心窝里一样。后来他天天喝这道生发茶，一个月以后头发就不掉了，又过了两个月头发就又黑又密了。

 ## 夏枯草治手脱皮

手掌脱皮是常见的皮肤病，病虽小，但是有时候会严重影响到生活。2016年冬天坐门诊的时候，一位母亲带着7岁的小孩子找我看病。妈妈拉着孩子的小手给我看，我一瞅，手脱皮的部位，小孩子可能抠过了，露出红红的嫩肉，让人心疼。

还有个朋友参加一个考试，要录入指纹，结果他手正脱皮，录了很多次都没录上，虽然最终还是让他先参加考试了，他心里却堵得很，考试也没考好。

手脱皮，中医上叫"掌心风"。这时候可以用夏枯草洗手，取夏枯草100克，加上1000毫升水，大火烧开后换成小火再煎二十分钟，把药汁倒出来再用同样的方法再煎一次。然后把两次煎好的药汁混在一起。每天早晚用夏枯草泡洗双手30分钟。连用上10~15天就可以了。

那个小孩子就是在母亲的监督下，泡洗了两周，手脱皮就好了。

夏枯草有清热泻火的作用，这也是一个很老但很实用的方子。

老方新生，喝碗姜汤预防空调病

郑女士来我的门诊上看病，她说，最近吹空调受凉了，整天鼻塞、头昏、打喷嚏、浑身没劲儿、记忆力减退。

我告诉她，这是寒邪正在侵犯您的身体导致的空调病。寒邪说白了就是寒冷使身体引起的不适。原来寒邪只有冬天才有，但现在空调逐渐进入千家万户，因此夏天吹空调不当也会导致寒邪犯体。寒邪的特点跟平常见的冰块儿性质差不多，一是寒冷，二是凝滞。表现为第一个特点寒冷的时候，容易损伤人体的阳气。侵犯到呼吸系统的时候，就会鼻塞、打喷嚏，有些人还会脾胃受寒，这时候还会感觉到胃部发冷，还可能拉肚子；表现为凝滞的时候，人的经脉不通畅，气血运行变慢，就会感觉头昏，记性当然也就会变差，还会浑身没劲儿。

其实，出现上面的症状时就是身体在给我们发信号，说明不能再受寒了，如果一直不管的话，就会诱发关节炎、胃寒等慢性病，所以一定要尽早调理。前面我说过，寒邪像块冰，它最怕的就是热了。可以取鲜生姜9克，拍扁切碎，加上一碗清水放在锅里煮上几分钟，然后再根据自己的口味加点红糖，溶化搅匀，趁热喝下去。这时候过不了几分钟，您就会感觉浑身出汗，好像全身的毛孔都彻底打开了一般，非常舒服。这时身体出的是微汗，还不是大汗，也不会伤及身体。

方子里生姜性温，味辛，含有姜醇等油性挥发物，还有姜辣素、维生素、姜油酚、树脂、淀粉、纤维以及少量矿物质，能增强血液循环、刺激胃液分泌、兴奋肠道。而红糖则可以益气活血，还可以暖胃健脾。这个方子其实就是民间的生姜红糖水。以前在民间，老百姓在冬天，或者春天淋雨以后，都会熬上一碗生姜红糖水。不要小看了这个方子，小方子却很经典，而且可以活用到很多地方。

手上多汗，麻烦不少

自我到医院上班开始，我就成了亲戚朋友的家庭保健医生了。前阵子，朋友有一天晚上打电话来，说要带孩子来找我看看病。我当时心想，他的孩子十六七岁，正上高三，年纪轻轻的，能有什么病，于是就说："你在电话里先跟我讲讲是怎么回事儿吧！"

朋友讲完后我才明白，原来，他的孩子洋洋手汗出得特别厉害，每次考试的时候都会把试卷纸给渗湿。这对孩子的情绪影响非常大，孩子每次都说，觉得分数与他自己的水平不相符。

我跟他说，就是手汗出得太多而已，也不用带孩子专门跑过来了，先找个小验方试试吧。选白矾10~20克，白萝卜1个。把白萝卜煮熟后打成碎末，然后把白矾磨成粉均匀地混在白萝卜中。晚上睡觉前，把药末敷在手上，然后用纱布包好，第二天一大早起床后洗掉就可以了。一般情况下，3~7后天手掌出汗的量就会明显减少。

一周后，朋友专门来到我家，说孩子手汗出得已经没有以前厉害了。两周后，朋友订了饭店，说孩子考试成绩出来了，和以前相比简直就是"一飞冲天"，在班里一下子前进了 20 名。

一般情况下，正常人 24 小时内不知不觉的就会蒸发 600~700 毫升的汗液。虽然全身都会出汗，但是主要表现在前额、颈部、腰部、手背等等，手掌和脚上出汗最少。但是也有少部分人，手掌上出汗非常多，这就严重影响到了生活。尤其是正处在青春期的孩子，出汗会更加明显。

我上面所提到的治疗手汗多的外治方，是个典型的中西医结合方。说起这个方子，还有一个很有趣的故事。我年轻的时候，跟着天津的一个很有名的老中医坐诊。这个方子是他在坐诊期间教给一个患者的，被我给"偷记"了下来。后来我教给过几十个人，大家的反响都很好。

手上多汗与汗腺分泌旺盛有很大关系。而白矾具有明显的收敛、止汗的作用，虽然内服刺激性很大，但是外用起来药物的力道却是刚刚好。白萝卜是古代医家在外敷时常用的一种配药，它不仅可以提高免疫力，还具有较强的解毒功能，对于缓和白矾的药性的效果较好。另外，白萝卜本身就具有护肤的效果，每天用生白萝卜敷面或熬白萝卜水洗脸，就能让肌肤美白。

这个方子不仅适用于多汗，对狐臭、汗脚等病，也有很好的治疗作用。

洗洗就能祛脚臭脚汗

2016 年碰到一个有脚臭的年轻人，我估计一辈子都忘不了这个人，因为印象实在是太深刻了。那个年轻人姓孙，28 岁。他说，女朋友博士毕业后，分到长沙去工作了，自己周末没事就去看她。本来买卧铺票，睡上一觉就到了。可是他把鞋一脱，整个车厢的人都说他脚臭味儿太大，呛得大家受不了。但他又不想坐硬座，没办法就只能坐飞机。但这一来一去就是一千多元钱，自己根本消费不了，就来问我有没有什么办法。

治脚臭脚汗，这个年轻人算是找对人了，我还真有一个很不错的祛脚臭脚汗方，而且还是外洗的，很方便。

这个方子很简单，丝瓜络 12 克，地骨皮 15 克，煅白矾 10 克，艾叶 6 克，川椒 10 克。方子里的草药一般药店都有卖的，买回来以后，加上水，用大火煮沸，然后换成小火再熬上 20~30 分钟。注意加水不用太多，熬好后剩下 2000 毫升左右就可以了。然后等药汁放凉以后，开始泡脚，水凉了就续热水，每天晚上临睡前泡上三四十分钟。

小孙同志泡了五六天，脚臭味儿就没了，脚汗出得也少了。白天穿了一天袜子，下午回家脱下来，也不感觉刺鼻了。再坐卧铺，也没人提意见了。

其实，脚臭脚汗跟身体湿热有关，人由于经常运动，脚上气血循环增快，这时候就容易湿气外溢。丝瓜络有清热凉血解毒的作用，《本草便读》中说"丝瓜络，入经络，解邪热。热除则风去，络中津液不致结合而为痰，变成肿毒诸症，故云解毒耳"；地骨皮大家可能没听说过，但其实就是枸杞的根皮，用在这里主要是因为它入足少阴和足厥阴二经，可以疏通脚上的经络，另外它退虚汗的效果还很好；煅白矾可以温阳燥湿，湿属阴邪，阳气开了湿气才能出来；川椒这里可以祛风止痒，加上它可以让您的脚清凉舒爽。

这个方子对脚臭味重、脚汗多的治疗效果特别好。一般情况下用上 3 天，脚臭脚汗就会消掉一大部分，一周之后差不多就能好。这个方子我给很多人用过，大部分人都反映很有用！

有祛脚垫的秘方，想走多远就走多远

中医药大学的一个小师弟，有天带着他的妈妈来找我看病。那个学生说："妈妈六十多岁了，是个地道的老农民。下地里干农活儿干了一辈子，这几年还有心，但是干不成了。原因是脚上老是长老茧，拿刀子割掉，当时会好一些。但是过一段时间就又长出来了。最近病情加重了，我妈妈走十几分钟的路脚掌就疼得受不了。"

那孩子说到动情处，眼圈都红了。

这么小就知道疼父母的孩子真不多啊，我心里想着。我先安慰了他一番，然后说，这种病老百姓俗称它为"脚垫"，学名叫皮肤角质化病。不算什么大毛病，但是常常会引起疼痛，让人没法走路。这种病在老年人身上最常见，它严重影响了老年人的生活质量。以前碰到的过很多有脚垫的老年人，他们普遍反映，说得了这个病以后，就哪儿都甭想去了，只能天天憋在家里。

以前我在一本中医杂志上看到的一个方子就很管用。方子也很简单，分别是丝瓜络12克，地骨皮15克。到中草药店把它们买回来后，加上水用大火熬至沸腾，然后换成小火，再熬上十几分钟。每天晚上用它洗脚，然后泡脚泡上三十分钟。

咱们国家的老年人都是从苦日子里过来的，绝大部分人都见过丝瓜络。丝瓜络的脉络非常清晰，中医认为它有活血、凉血、消炎、解毒的作用。我自己以前第一次接触丝瓜络这味中药的时候，想着古代的中医先贤们之所以发现了它的药用价值，估计是取类比象得来的。因为丝瓜络的脉络非常清晰，所以推测应该有通经活络的作用。地骨皮是枸杞的根，它不仅有活血的作用，还入肾经，可以补肾精、强筋骨。

用这个方子坚持泡脚，三五天后疼痛即可大大减轻，十天左右脚垫就会变软。每个人的情况不大一样，但是泡上二十天左右之后，脚上的皮肤就会变得与正常皮肤一样了。

小师弟的妈妈回去泡了十多天后就能走路了。后来他跟我说，他妈妈现在出去打零工、干农活儿都没有问题。

我记得以前还有一个年轻人带着他妈妈来看病，他说的一句话让我特别感动，他说："父母的问题，再小也是大问题。"我也希望天下的父母都能健康长寿，无病无忧。

烫伤不害怕，浓茶泡泡不留疤

现在有很多老偏方都像地球上的珍稀动物一样，慢慢消失了。明明都是好东西，没了实在可惜。我家是中医世家，记得我小的时候跟父亲学中医那会儿，那时候的家庭可不像现在这样，都是三口两口的小家庭。那时候孩子们都多，大人们为了养家糊口都很忙，没时间看孩子。小孩子不懂事，被开水烫伤的情况就特别多。不过当时很多人都知道，被开水烫伤以后，把烫伤的部位用茶叶汁浸泡的话，烫伤就好得特别快。

让我印象很深刻的是我十几岁的时候，一天下午一位母亲抱着自己三四岁的孩子风风火火地跑到我们家的诊所里，说孩子给把水壶给打翻了，胳膊上烫了很大一块儿。孩子哭得撕心裂肺的，我看到孩子的手腕部到胳膊肘那一截儿红得吓人。父亲先去打了一木盆的清水，让孩子的胳膊浸泡在里面。然后他抓了一大把茶叶，放到茶壶里，加上开水，闷了四五分钟。茶叶泡开之后父亲把茶叶水倒入另一个脸盆里，他还拿了把芭蕉扇不停地对着脸盆扇风。由于脸盆的口比较大，扇了两三分钟后茶叶水就凉了（千万不要直接往热茶里加凉水，热茶用凉水一激，药性就变了）。父亲又往盆里加了点凉水后，便把小孩子的手移到了茶叶水里泡着。过了约有三十分钟，父亲说可以了，然后叮嘱那位母亲，回去后泡点浓茶备在家里，放凉后就给孩子泡，一天泡上五六次。一周后，那位母亲又来诊所里，说孩子的胳膊已经好了。

烫伤后最大的感觉就是皮肤发热，用茶叶水浸泡可以使伤处迅速、彻底地散热。茶叶本身就有消肿止痛、防止感染的作用，还可以使皮肤血管收缩，减少渗出与水肿，缓解疼痛，减少水泡形成，防止创面形成疤痕。

现代医学对烫伤的一般治疗原则是"冷散热"，就是用清水冲或泡半小时。加上茶叶，就像是加了帮助治疗的药，原本一个月才能好的烫伤，加用茶叶后十天半个月就好了。

顽固性口腔溃疡，敷脚心就能治

刚过完新年，一个朋友就给我打电话，说可能是过年"吃好的"吃得太多了，现在他满嘴都是泡，疼得吃不下东西。要不是过年的时候家人不让吃药，不然早就给我打电话了。

我听了说："过年怎么就不能吃药？万一出危险怎么办？不过你这种病，不用吃药也能好。"

朋友听了问："我可是经常得口腔溃疡啊！"

"一点问题都没有，你去药店里买上150克吴茱萸，把它捣成碎末，然后分成5份。每天晚上临睡前取其中一份用平常家里吃的醋混合一下，不要太稀，能搓成丸为宜。搓成两个丸后糊到脚底的最凹处，那里是涌泉穴，用胶布贴牢。早晨醒的时候揭掉就可以了，一般三到五天就好了，而且以后口腔溃疡也不会再复发。"我对朋友说。

朋友听了当即就表示晚上一定试一试，四天过后，捷报传来，朋友的口腔溃疡已经好了。朋友说，自己得顽固性口腔溃疡很多年了，试过很多方法都不奏效，没想到让我这个小方法给治好了。

大家别小看了我这个小方法，这是我一个老师二十多年前教我的，是他的一个经验方。这个方子之所以有效，是因为它是一个"二合一"的方子。

我的老师是在全国范围内都非常有名气的老中医。有一次他在和我闲聊的时候谈到这个方子，虽然已经20年过去了，但是他的话我到现在仍然记忆犹新。他说很多人得了顽固性口腔溃疡治不好，一些大夫认为是胃里有火，胃火上走到口腔里造成的。这话没错，但说得不全面，就好比一道多选题只选对了其中一项一样。口腔溃疡可不仅仅是胃里有火，肾火、肝火等等这些火往上走，都会造成口腔溃疡。而他的这个方子里，医书上写得很明白，吴茱萸有三大功效——引火归原、止疼、降逆，并且入肾经、肝经、脾经、胃经，都是连接头与脚的经脉。止疼可以止溃疡的疼痛，降逆的作用配上涌泉穴就对了。涌泉穴，意思是肾脏的水液可由此涌向体表，您也可以简单地把它理解为，刺激这个穴位，可以让肾水像泉一样向外涌出。把吴茱萸贴在涌泉穴上，可以"引火下行"到涌泉穴上，被水浇灭。

小方子虽然简单，但是药效一点也不少，怎么会不管用呢？

说到这里，您也可以举一反三一下，这个小验方对于泛酸、鼻衄、肚子胀、头疼不清醒、高血压等等都有效。只要您感觉上半身有火，都可以用这个方法来试一试！

除了容易反复发作的顽固性口腔溃疡，还有些人还会得急性口腔溃疡，这时候可以吃点维生素B2，它非常有利于细胞的修复，溃疡很快就好了。因为有研究发现，当人体缺乏维生素B2的时候，就会出现口角炎、溃疡等疾病。

人体要阴阳平衡，上半身如果阳气过盛了，人就会生病，会不舒服。把上半身的火顺着经脉从脚下引出来，上半身的火就消了。其实治病就是这么简单，把阴阳调平衡病就好了。

 ## 洗去难缠的"癣"

家里的小侄子考上了北京的一个大学，一个周末我请他到家里吃饭。到了我家门口，他看着地板，问我有鞋套没有。我听了禁不住都笑了，说家里哪儿有鞋套，你换换拖鞋赶紧进来吧。小侄子脸红了，说自己脚气太重。

我再三说"没事"，他终于进门了，不过鞋一脱，那味儿真是难闻得厉害。

我问他怎么不治治，他说也用达克宁、布替萘酚乳膏之类的西药涂过，不过总是反反复复好不了，后来也就不管它了。

第二天，我从医院取了一服中药，包括黄柏15克，苦参15克，白鲜皮 15 克，艾叶 15 克，石榴皮 15 克，花椒 10 克。这虽然不是什么名方，但是我多年经验积累后总结出的方子，很管用。这些药也很常见，到中医院或药店里都能买着。

我跟他说，加 2000 毫升水，把药熬好，每天晚上临睡前用它泡脚，泡上半小时，中途凉了就加开水。小侄子坚持泡了两周，脚气就没了。他自己说，他的脚气没有了，他们宿舍的同学也感到神奇，也都跟着用。后来，小侄子跟我说："系里其他的男同学都说，整个系里八个男生宿舍，就我们宿舍没异味"。

我上面说的这个病例是脚气，学名叫"脚癣"。出现脚癣以后，除了刺鼻的脚臭让别人不好受外，患者自身还有其他的烦恼，因为脚气多还会伴有局部的水疱，皮肤粗糙、糜烂等症状。甚至还有一些人的手上、趾甲缝儿里、股内侧、会阴部等部位，也会出现与"脚气"类似的症状。其实，长在脚上的是足癣，长在手上的是手癣，趾甲部位的是甲癣，股内侧、会阴等部位的是股癣。这些癣虽然长在不同的部位，表现症状也略有不同，但病根儿都是一样的。

以上面这个方子为基础，如果有的人皮肤局部同时有红肿、疼痛、糜烂的现象的话，还可以再加上金银花 15 克，连翘 30 克，两味药都具有清热解毒、消肿止疼的作用。

这里需要提醒的是，诱发足癣、手癣等疾病的真菌是一种"条件致病菌"，也叫机会致病菌，意思就是说，这些菌类都是人体的正常菌群，当其集聚部位改变，或是人机体抵抗力降低或菌群失调时则可致病。如果经常保持皮肤局部的干燥，尤其是手指缝、脚趾缝等部位，就可以大大降低疾病的发病率。经常出足癣的人，要注意勤换鞋、袜、鞋垫等。另外还要注意个人卫生，不要使用公用的拖鞋、脚盆、毛巾等物品，以免出现相互感染。

当然，最根本的还是要保持强健的体魄。只有增强自身的免疫力和抵抗力，才能从根本上抵抗真菌的感染。

少白头不用愁的桑椹膏

老王家的孩子正在上高中，他带着孩子来找我，说孩子最近精神总是萎靡不振，整天懒洋洋的。我看孩子的脑后长了很多白头发，而且身体还非常瘦。

我就告诉老王，孩子精神不振、生白发、消瘦都是跟肾气亏虚有关。肾生髓，其华在发。肾气不充的时候，营养传送不到头上了，有一部分头发就会变白，要是不去管，白发就会越长越多。

另外，这个孩子整天精神不振，也跟肾气不充足有关。中医有五脏对应五神之说，五神是五个精神方面的活动，分别是神、魄、魂、意、志。它们与五脏联系密切，各有所主。其中，心主神，肺主魄，肝主魂，脾主意，肾主志。其中的"志"就是我们所说的志向、意志。肾气不充足的时候，一个人的意志力就不强。他现在正在上高中，如果没有把功课学好的意志，怎么可能整天精神都振作呢？

再者，肾是先天之本，是全身的动力之本。肾脏功能不充足的时候，后天之本的脾脏功能也会变弱，这叫"肾阳不能温煦脾阳"，孩子吸收就不好，身体自然就会消瘦。

老王听了很紧张，说那孩子才十几岁这肾就不中了？

我听了笑了笑，中医上说的肾跟现代医学中说的肾不一样，说的不是器官，而是一个运化系统。我让老王不用太紧张，现在正值五月，是桑椹成熟的季节，回去做点桑椹膏让孩子吃吧！

回去买新鲜的熟透的桑椹500克，洗干净，捣成汁，或者用豆浆机打成汁，倒出来后用纱布过滤一下。然后加点水，凑足约1000毫升。这时候把桑椹汁放在火上先用大火熬至沸腾，换成小火并不断以顺时针搅拌，当剩下约500毫升的时候，加入60克蜂蜜收膏。每天早晚各服用两勺即可。

我跟老王说，桑椹的成熟季节在4~6月，时间比较短，家里可以多储备一些。老王家的孩子吃了一个月后，先是精神头上去了，爱运动爱学习了，但是白头发似乎没什么变化。我跟老王说，头发在身体的最远端，急不得。于是老王又给孩子煎了一个月的量，吃着吃着孩子的白头发就少了一些，三个月后，白头发就基本消失了。

桑椹是黑色的，中医认为，黑色入肾经。桑椹有补肝益肾、乌发生津的作用，治疗眩晕耳鸣、须发早白的效果很好。《滇南本草》中说桑椹"益肾脏而固精，久服黑发明目"。这里用蜂蜜收膏，是因为蜂蜜健脾胃，而且微量元素含量也非常丰富。当然，如果您本地有枣花蜜或龙眼蜜的话效果会更好。枣花蜜不仅健脾养胃，还有补血安神的作用。龙眼蜜本身有补脑益智、增强记忆的作用。

肾脏是五脏之一，您知道什么是"脏"吗？"脏"与"藏"是相通的，宝藏的意思。您身体里的宝藏越多，身体当然就越好！

单腿跳，消结石

以前坐诊的时候碰到过一个农民，他有肾结石。我叮嘱他多喝水，经常进行单腿跳。没想到正赶上家里收完玉米犁地，他开着手扶拖拉机在地里颠簸了两趟，感觉小肚子疼，下车解了个手，结石就顺着小便出来了。原来开着拖拉机，在地里颠来颠去的，就让结石脱落了。

不要以为这是个笑话，当然让肾结石患者都坐在拖拉机上颠来颠去的不现实，但是单腿跳却是同样的原理，是可以消肾结石的，而且这是全世界都公认的治肾结石的好方法。当然，前提是肾结石的直径得小于4毫米，并且结石要位于肾脏的上部。很多人都摇过果树，摇果树的时候，都是上面的水果更容易掉下来。原因很简单，振动的幅度大，受到的作用力强，就更容易掉下来。

周先生42岁了，去年在单位体检的时候，发现了肾脏里有个小结石。

他去问做检查的大夫，人家说太小了，可以不用管它。

　　周先生来找我把情况说了，我跟他说那个大夫说得没错，但结石再小，搁在谁身上都有心病。周先生听了我的话说："您说得太对了，我自从发现自己有肾结石之后，好几天晚上都睡不好觉。"

　　我当时看了看他的检查单，发现结石的位置正好在上部，就跟他说，要多喝水，多喝水有利于肾脏的代谢。另外就是多进行单腿跳，这跟锻炼身体没太大的关系，所以跳的时候不拘次数，累了就停就可以了。

　　周先生很听话，回去之后每天都单腿跳，左腿累了换右腿，两腿都累了就停下来。第十天的时候，他跳完后去上厕所，在小便的时候感觉尿道口疼了一下，好像尿出来了什么东西。第二天到医院做了个 B 超，发现结石果然就没了。

　　最后再跟大家说一下，即便您没有肾结石，一年里也可以抽出一两个星期来进行单腿跳，同时多喝水，双管齐下积极地预防肾结石的出现。

夏天小儿起痱子，西瓜皮解决大问题

　　夏天的时候老同学突然给我打电话，原因是因为他的孩子起痱子了，脖子里、腋窝里、背上、胸口上起的都是红点。我说这太简单了，切个西瓜，把瓜瓤吃掉，然后用西瓜瓤和瓜皮红白相接的地方给孩子擦拭，一两天痱子就下去了。

　　第三天老同学就打电话过来说方法很管用，孩子身上的痱子已经消下去了。

　　西瓜瓤和西瓜皮都有清热的作用，但是西瓜瓤吃少了清热，吃多了就生病了，很多人吃西瓜过多的时候小解都很困难，所以治这病不能用瓜瓤。中医把西瓜皮叫西瓜翠衣，清热解暑的作用非常好，还可以清皮肤热。《要药分剂》中就说，西瓜翠衣"能解皮肤间热"。但是西瓜翠衣的水分太少了，单纯用瓜皮在孩子身上擦孩子会不舒服。所以用西瓜瓤和西瓜皮红白交接的地方最合适，这个地方才是西瓜最凉的地方。另外这个部分又有少量瓜瓤，有少量的液体可以起到一定的润滑作用，效果当然就是最好的了。

说到这里就顺便跟大家说说婴幼儿的家庭护理吧。很多家长特别害怕孩子冻着，夏天天很热也让孩子穿得厚厚的。我曾经碰到过好几个家长，夏天的温度有时候都达到三十八九度了，家里也不开空调，害怕孩子受凉，结果孩子浑身起了痱子。其实，小孩子的生命力非常旺盛，他们的护理应该适当参照一下成人的护理。试想一下，天热的时候大人都不舒服，小孩子怎么能舒服呢？

再拐回来说说西瓜皮，西瓜皮是好东西，夏天扔了实在可惜。而且在夏季，父母可以用西瓜皮150克，绿豆50克，冰糖20克给孩子熬应季的"瓜皮绿豆水"给孩子喝。制作方法是先把西瓜皮削去瓜瓤，切成块状，将绿豆洗净备用。然后在冷水锅中加入瓜皮、绿豆同煮，半小时后取汁，加入冰糖即可。瓜皮还有利尿的作用，可以让孩子多喝多排，也可以起到清热解暑的作用。这款饮品清香润口，特别适合婴幼儿食用。

治夜啼小妙方，重做乖宝宝

记得2016年10月的时候，有一天我正在坐诊，有个年轻的小伙子来到我的诊室对我连连道谢。我一看，认识啊！原来，这个小伙子上周刚带着孩子找我来看过病。他们家的孩子八个多月大，从一个月前开始，不知道什么原因，白天好好的，但是一到夜里就烦躁不安，哭闹不止。有时候都能折腾一晚上，害得小伙子和他妻子整天晚上都睡不好觉，白天上班也无精打采的，还经常做错事。

我当时听了小伙子的倾诉，再看看宝宝的表现，确定孩子患的是"小儿夜啼"。

对于夜啼，中医药治疗的效果非常理想，但是考虑到孩子还小，于是就给小孩子开了个喝水方。

方子很简单：蝉蜕 10 克，通草 5 克，竹叶 5 克。这三味药，先用清水泡上 20 分钟，把里面的脏东西去掉，然后把它们放入水杯中，加入 200 毫升开水，闷上十五分钟就可以了。喂孩子的时候可以把药渣过滤掉，倒入婴幼儿的奶瓶里。每天让孩子喝上 200 毫升左右就可以了。

别担心这道药茶婴幼儿会喝不进去。通草是甜味的，蝉蜕几乎是无味的，竹叶是清香透心，虽然有苦味，但是也是淡到可以忽略不计的。

这不，过了一星期后，小伙子来找我致谢，看来小儿夜啼是治好了。

小儿夜啼是指宝宝白天乖乖的，到了晚上就烦躁不安、哭闹不止，老百姓常说这样的孩子叫"夜啼郎"。

引起小儿夜啼的原因，首先是心里面有热，比如说孩子脸色过红、烦躁不安、大便干、小便发黄，都是心里有热的表现。还有的与白天受了惊有关，像是听到父母吵架啊，看了电视中的恐怖镜头，被动物吓到（例如家长正带着孩子在公园散步，突然有别家的狗跑过来吓到了孩子）等等，就会造成小儿心神不宁、惊恐不安、睡中易醒。当然，"胃不和则卧不安"，小儿夜啼还与食积有关，孩子吃得过多，导致肚子胀满、泛酸、吐乳，也会容易让孩子变成"夜啼郎"。

无论以上哪种原因，都可以用上面我给的这个小验方。方子里蝉蜕就是蝉从幼虫变成成虫的时候留下的壳，可以散热定惊。《本草纲目》中说它可以治小儿"噤风天吊，惊哭夜啼。"古代治小儿夜啼，蝉蜕都是少不了的。通草归肺经和胃经，可以清除肺里和胃里的热，还有利尿的作用，它可以引热下行，让孩子的热毒通过大小便排出去，对治疗食积也有很好的效果。竹叶大家最清楚了，清热除烦，生津利尿。《药品化义》中说："竹叶，清香透心，

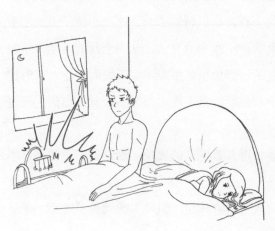

微苦凉热，气味俱清。经曰："治温以清，专清心气，味淡利窍，使心经热血分解。主治暑热消渴，胸中热痰，伤寒虚烦，咳逆喘促，皆为良剂也。"

以上这三味药，药性都比较平和，不过有微寒。孩子喝上三四天，夜啼消失后就不用再喝了。

家长心里应该清楚，很多孩子出现发烧、感冒、拉肚子等症状，都跟身体有热或食积有关。这个方子是我临床多年的一个经验方。不仅治夜啼的效果好，还可以消除内热，让孩子的胃口变好，也是帮家长为孩子排除了一个生病的隐患。

还有一个除夜啼的方法叫"清天河水"，是一种推拿手法。在手厥阴心包经接近手的一端，也就是小臂内侧，自腕横纹中点到肘横纹中点成一直线的地方，中医上把这里叫作"天河水"。孩子的爸爸妈妈用拇指侧推或用示、中指指腹向上直推，这个推拿手法就叫"清天河水"，是给小儿退热的重要手法，还有宁心与安眠的作用。当孩子发热、心烦的时候，每天早晚给孩子清天河水不少于 200 次，就可以让心包经通畅，从而起到泻心火治夜啼的作用。

要想孩子长得壮，就用稚儿灵膏滋方

朋友老杨带着 7 岁的儿子凡凡来门诊找我，他说孩子也不知是怎么回事儿，不爱吃饭，体形瘦小，抵抗力比较差，经常生一些小病。然后问，像这种情况有没有什么法子给孩子调调。

我看了看凡凡，还真是这样，孩子下巴尖尖的，头发稀少。揭开他的上衣一看，肋骨一根根的眼看着都能数清楚。

"这是小儿厌食时间长导致的面黄体弱。小孩子的脾胃本身就比较弱，吃饭再不好，营养跟不上，肯定会比较瘦。能看见的是孩子面黄肌瘦，但是看不见的问题更大，抵抗力差，经常生病，最重要的是还会影响到身体发育和智力发育。长时间这样下去，将来孩子会长不高，学习还不好。"我跟老杨说。

我的话说到这，老杨的脸色都变了，眼睛里多出了一份渴望。

"这种情况用稚儿灵膏比较好，有益气健脾、补脑强身的作用，是专门针对小儿厌食导致的面黄体弱的。由于稚儿灵膏这个方子比较成熟，已经被做成稚儿灵膏滋、稚儿灵颗粒等中成药来卖了。你要是没时间，就去买点成药吃，要是有时间，这个膏方也可以在家自己做。"我说。

"我还是自己做吧！"老杨的回答很干脆，斩钉截铁不带含糊的。真是可怜天下父母心哪！

稚儿灵膏里有24味药，不过不用担心，都是些常用药，在药店里都可以买到。组成是党参90克，太子参90克，南沙参90克，熟地黄90克，制首乌60克，白术90克，当归60克，白芍90克，黑豆90克，木香15克，白扁豆90克，山药90克，仙鹤草90克，功劳叶90克，茯苓60克，制五味子15克，石菖蒲30克，浮小麦15克，炙甘草15克，牡蛎150克，煅牡蛎150克，陈皮45克，炙远志15克，大枣300克，白糖200克。

做的时候，先把上面的中药都放入清水中浸泡一小时，然后把水倒掉将药放入锅中，加的水以没过药物10~15厘米为宜。大火烧开后换成小火煎30分钟，把药汁倒出来再用同样的方法煎两次。接着把三次熬好的药汁混在一起，放上三四个小时，再用纱布过滤一遍，目的是把药汁里的残渣给过滤掉，以免影响口感。最后一步是用大火浓缩，期间要不停地顺时针搅拌。当药汁剩下约600毫升的时候，加入白糖搅拌均匀即可。

上面列出的是一个月的量，稚儿灵膏制好后，每天早晚给孩子服用10毫升左右即可。

小凡凡服用了半个月，饭量开始增加，一个月后脸色明显变了。我叮嘱老杨，再用一个月就可以了。

写稚儿灵膏方时我犹豫再三，主要是药物种类达24种之多，看起来有点麻烦。但是想一想，这几十年来，每当我把这个方子推荐给一些父母时，没有一个父母嫌麻烦的，我又有什么好顾虑的呢？况且，这个方子药物种类多，是因为它"把的面比较宽"，既可以改善饮食，又可以强身，对智力发育也有促进作用。

槐花膏，让肛肠病一扫空

跟大家说个内幕吧，中医院的肛肠科最喜欢用的中药您知道是什么吗？是炒槐花！因为它凉血止血，对付大便出血、痔疮出血效果非常好。我这里说的炒槐花不是春天的时候树上开的白色的能吃的槐花，而是黑槐上开的花经过炮制后制成的炒槐花。

老家的王叔有大便出血的毛病，他打电话给我说了情况后，我感觉他情况像是得了痔疮，就跟他说估计得手术治疗。他问我这病急不急，我说痔疮不算什么大毛病，但是能早治还是要早治。他说那他就还得再忍一忍，孩子还有一年多就大学毕业了，听说找工作很花钱，家里的钱得给孩子留着。

可怜天下父母心呐。于是我跟王叔说："那我给您开个方子吧，要不然您这大便出血的时间长了，就容易贫血，连活儿都干不成了。"

我给他开的方子很简单，到药店里去买点炒槐花，研成细末，然后用蜂蜜给拌一下。每天吃两匙，早晚各一次，用温开水冲服。

王叔吃了约有十天，就打电话来说不出血了。

第二年夏天，王叔的孩子找到了工作，没花家里一分钱。他又给我打电话，我给他联系了医院做了手术，手术非常成功。

上面我说的其实也是膏方，叫槐花膏。

炒槐花清热凉血止血的效果非常好，古代的中医外科不发达，医家们对付大便出血的首选药物就是槐花。《药品化义》中说："槐花味苦，苦能直下，且味厚而沉，主清肠红下血，痔疮肿痛，脏毒淋沥，此凉血之功能独在大肠也，大肠与肺为表里，能疏皮肤风热，是泄肺金之气也。"

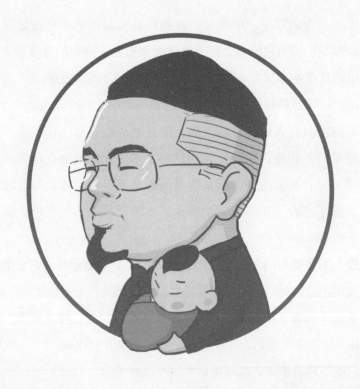

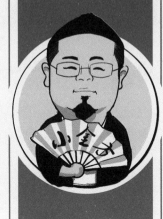

第九篇

好『性』福，好『孕』来

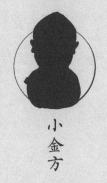

小金方

杜仲煲鸽子蛋，让男人"阳刚"起来

　　有孩子的人是体会不到没孩子、想要孩子的家庭的那种心情的。前些日子坐诊时，有对中年夫妻来找我，那位妻子说着说着就哭起来了。我询问之后才知道，两人想再生个孩子，国家政策也放开二胎了，两个宝宝可以互相陪伴。但是，夫妻俩努力了许久，却迟迟没有动静。也去一家医院看过，做了检查吃了药，但是都不见效。听朋友说我看不孕不育比较有门道，就来我的门诊上求治。看了他们的检查结果，发现也没有什么功能性的问题，于是我仔细询问了一下，发现原来夫妻的生活质量不高。现在有很多不孕不育的人，多跟现代社会的生活压力大有关，外在环境的污染和辐射也会对身体造成一定的影响。不过也不需要服药或者住院治疗，我给他们推荐了一款食疗方。我平时喜欢给患者用食疗方，一来食疗在一日三餐中就可以完成，不需要耗费大量的时间；二来，食疗对身体有益而无害，不会影响他们的二胎进程。

　　我说："你们生二胎的问题不大，就是需要提升男性功能，可以用杜仲煲鸽子蛋，不仅能够补肾壮阳，还能促进身体康健。"

　　两个月后，这对夫妻再来找我兴高采烈，丈夫说："大夫您真是神医啊，吃了这个杜仲煲鸽子蛋，两个月不到我老婆就怀上了！"

　　我笑着说："我可不是神医，是这个方子功效好，杜仲是杜仲树的皮，性温；鸽子蛋则含有丰富的蛋白质和营养成分，所以对提升男性功能有大用。你们回去好好养胎吧，恭喜你们！"

　　现代人生活压力大，节奏也快。如果肾不好，则会引发一系列的连锁反应，不仅会失眠、腰腿酸软、头发脱落，精神也会萎靡不振，会大大降低工作效率，对生活也会慢慢失去热情和幸福感，所以男性在高速发展的现代社会要对肾脏健康充分重视起来。

这个杜仲煲鸽子蛋非常适合准备要孩子的夫妻双方同补身体。药用杜仲，即为杜仲科植物杜仲的干燥树皮，是中国名贵滋补药材，在《神农本草经》中被列为上品。有补益肝肾、强筋壮骨、调理冲任、固经安胎的功效。可治疗肾阳虚引起的腰腿痛或酸软无力，肝气虚引起的胞胎不固等病症。而在《本草纲目》中也有对鸽子肉作用的详细记载："解诸药毒…调经益气…"。不管是鸽子蛋还是鸽子肉，都含有丰富的蛋白质和维生素、铁、锌等，日常食用不仅能够补肾壮阳，而且能够使身体强健、骨骼强壮。

鸽子，因为其营养成分丰富，具有很大的营养和药用价值，所以鸽子又有"动物人参"的美称，由此可见鸽子和鸽子蛋在提升男性功能上所发挥的巨大作用。所谓药食同源，杜仲煲鸽子蛋在日常生活中也可以食用，以达到补肾壮阳、强身健体的功用。

产后体虚喝香菇参鸡汤，对女人一辈子都好

我有一个亲戚前段时间喜得贵子，全家都非常高兴。但是在出院以后，亲戚给我打来电话，焦急地说："媳妇儿出院之后就一直出虚汗，四肢没力气，怕风，开着暖气也嚷嚷着冷，小腹也疼痛，要不要去医院检查一下啊？"

我说："看这症状是产后身体太虚弱了，没其他异常情况也不用太担心，平时注意调理就好了。你们可以炖点香菇参鸡汤给她喝。"

亲戚问："这里面有啥讲究吗？"

我回答道："选只土鸡，把香菇、花菇泡开，各5朵左右就可以了稍加点干贝更好。洗干净的鸡肉要焯去血水，葱姜炝锅后倒入鸡块翻炒，加入香菇、花菇，炖上三个小时，出锅前半个小时加入海参条就行了。口味

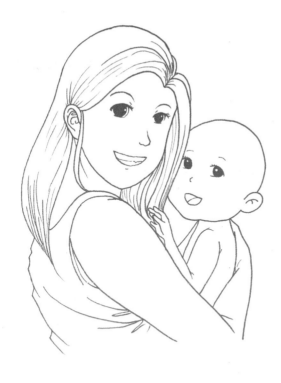

可以根据孕妇的喜好加入相应的调料，吃肉喝汤"。

亲戚连连说好的，回去就试试。后来在街上遇见亲戚，亲戚说坚持喝了一段时间的香菇参鸡汤后，媳妇儿的身体好多了，恢复得也挺好。

大家都知道，对于女性来说，分娩是一个特别大的考验，生完宝宝后，女性的身体会发生很大的变化，需要悉心调理，才能恢复好。很多女人就是因为生孩子落下病根儿，身体才大不如前。所谓的产后体虚，其实是女性在分娩之后的一种亚健康或者疾病状态，具体表现为怕冷、怕风、出虚汗，腰膝酸软，小腹冷痛，心悸气短，四肢乏力，月经量少、色黑，白带多，经期浮肿，面色晦暗、长斑，卵巢功能减退、产后性冷淡等。

一般来说，女性在分娩之后容易体虚，体内也多瘀，在日常生活中要避免水分过多流失，注意个人卫生，保持心情的舒畅，食物进补也是重要的环节。而香菇参鸡汤的材料在日常生活中都能购买到，做起来也不难，对产妇的恢复也大有裨益。海参性平，味甘，能够大补元气，补脾益肺，安神益智，对劳伤虚损有很好的治疗作用。香菇和花菇则可以大大提高机体的免疫功能，因为其含有大量的维生素和矿物质，能够提高人体的新陈代谢速度。海参和香菇放在鸡汤里一起炖，能够很好地滋养身体，维护身体的康健。不过需要注意的一点是，香菇虽好，但其也是有禁忌人群的，皮肤瘙痒、脾胃湿寒、痛风以及高尿酸血症者要远离香菇，以免受到负面影响。

只有男科医生知道的秘密，备孕男女多喝海参粥

现在，人们对生育的健康意识也在增强，很多夫妻在备孕时也更讲究科学性。尤其是国家放开二胎政策以后，不管是年轻夫妻还是中年夫妻，都非常重视备孕，想要生一个健康的宝宝。很多人通过就诊或者电话问我，在饮食中有没有什么注意事项。

我一般都建议他们喝海参粥。海参是比较珍贵的食物，也是很有价值的药材，与燕窝、人参等齐名。其主要的功能就是治疗精血亏损、阳痿、梦遗、大便不利等，对男女的身体都有好处。

不管是男性还是女性，要想怀上健康的宝宝，就要有强健的身体，以保证肾气和血分充足。海参在医学领域素有"补肾，生百脉血"的奇特功效，能够为人体提供全面的营养，对备孕和孕期女性尤为重要，其为婴儿提供的脑黄金物质（不饱和脂肪酸），能够在更大程度上保证婴儿的健康，预防先天疾病的发生。海参含有大量的蛋白质，能够为备孕女性提供全面的营养物质。女性在备孕的前三个月就可以服用适合剂量的海参，这样能够保证身体状态平稳，受孕几率也会更大。当然，在怀孕之后才开始吃海参就有点晚了，对于体质本身就比较差的女性更是如此，那个时候母体内的营养物质可能达不到婴儿健康生长的条件。

海参的食用也是要适量的，不能因为其是珍贵的食物和药材，就每天大量食用，那样的做法是过犹不及。要制定科学的计划，适量地服用海参。

海参粥的做法也是简单易行的，小米 60 克，瑶柱 4~5 粒，泡发的海参 2 条，洗净后一同煮粥，夫妻两人都可以喝。其滋阴助阳、填补精血的作用是有口皆碑的。

月经不调、乳腺增生用玫瑰煲鸡蛋

有一天，一个家长领着女孩儿走进诊室，说孩子来月经三年了，但是最近考试压力大，月经来得不规律，量比之前少，也有血块，来月经之前乳房有胀痛感。家长很是着急，说："孩子正青春期呢，问啥也不好意思说，这不担心她精神压力大，您给看看怎么回事？"

我一问才知道，小姑娘读高三，学习压力比较大，最近几次月经都不规律，有时候两个月来一次，即便来了也有血块，同时乳房有胀痛感。毕竟是青春期的小姑娘，回答起这些问题挺不好意思的。

我安慰她说："这不是啥大事，不用有压力，回去用玫瑰煲鸡蛋汤喝，过一段时间就调整过来了"。

家长问道："医生，也不用吃点药啥的？"

我说："不用，我刚说的玫瑰煲鸡蛋就有调理作用。玫瑰疏肝解郁，对月经不调有奇效，鸡蛋含有高蛋白，能够补充人体所需营养。"

喝了有半个月，那个女生再来复诊时说症状已经缓解了，她的精神状态也好了许多。

其实不只是青春期的小姑娘，各个阶段的女性都可能会被这些问题困扰。我曾接诊过一个年轻女孩儿，二十五岁，大学毕业之后参加工作，也具有一定的健康意识，所以在乳房有胀痛感一个月内就来就医了。她见到我之后就说："医生，我一直觉得自己挺健康的，可是最近乳房经常有胀痛感，尤其是月经来之前，痛感更强。我这不会转化为乳腺癌吧？听人说现在乳腺癌都低龄化了呢！"

我指着她的检查结果笑着说："你这就是乳腺有点增生，问题不大。月经前身体会比较虚弱，所以感觉比较明显。"同时我也建议她回去之后喝玫瑰煲鸡蛋，反响也非常好。

大家都知道，玫瑰花气味芳香，耐寒，很多人把它当作美容和护肤佳品，但是却很少有人知道玫瑰花还疏肝解郁、理气和血，治疗痛经和月经不调成效显著。把玫瑰花用沸水冲泡，也可以根据自己的口味加入蜂蜜或者茶叶，日常饮用对女性的身体大有好处。鸡蛋含有丰富的蛋白质，其营养价值也是众所周知的。在日常生活中，要做玫瑰煲鸡蛋，可以选择玫瑰花6~10克，两个鸡蛋，放在一起煮20分钟左右，根据个人的喜好加入红糖，喝汤吃鸡蛋。当然也不必每天吃，每周吃两到三次，就能够很好地治疗月经不调以及乳腺增生等症。

拔罐激发怀孕洪荒之力

我国的中医文化博大精深，不管是道地的中药材还是望、闻、问、切四诊，抑或是拔罐、刮痧、针灸等中医疗法，都是中医文化的传承。现在人们的生活条件好了，养生意识也增强了，很多想要宝宝的父母都会在孕前做好充足的准备。但是现代很多人的身体都是亚健康状况，所以很多夫妻都会来问，除了食疗之外，还有没有啥办法能够让身体更强壮呢？

我一般都会建议他们拔罐。很多人都非常疑惑，说："拔罐不是治疗肌肉疼痛，帮助排毒吗？"

我会告诉他们："拔罐不仅仅能缓解肌肉疼痛，还能够疏通人体的经络，对促孕也大有作用呢！"

其实拔罐在我国的历史非常悠久，在没有玻璃和陶瓷罐之前，古人大多用动物的角来拔罐，所以在古代拔罐也被称为"角法"。随着时代的发展和社会的进步，拔罐的工具也在进步，陶瓷和玻璃罐

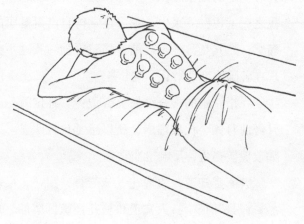

都出现了，为人们的生活带来了较大的便利。

菲尔普斯在奥运会上的一身罐印，让世界都对拔罐这一疗法有了新的认识，拔罐疏通经络、缓解肌肉酸痛的作用是有口皆碑的。如果想要生个健康的宝宝，拔罐选择合适的穴位，也能起到大作用。

备孕夫妻拔罐时可以着重的穴位一个是丰隆穴，一个是次髎穴。丰隆穴在小腿的前外侧，属足阳明胃经，刺激丰隆穴能够补肾健脾，对气血的化生都能提供充足的条件；而次髎穴则对着第二骶后孔，属足太阳膀胱经，是盆腔气血顺利运行的保障。很多女生在月经期间觉得腰部胀痛，就是盆腔的气血不通。想要顺利受孕，女性就要具有良好的排卵功能，排卵顺利的基础就是脾胃化生的气血精微，肾气推动气血精微的滋养生成。所以夫妻在备孕时可以对丰隆穴、次髎穴进行拔罐，不仅能够保持经络通畅，也能够启动盆腔气血运行的开关，坚持拔罐能够极大增强排卵功能。男性精子不好也可以拔罐适当的穴位。

对丰隆穴和次髎穴进行拔罐的一个重要原因就是这两个部位的肌肉比较丰满，比较适合拔罐，可以留罐 10~15 分钟。具体操作起来，是选在在月经结束至排卵之前都可以对这个穴位进行拔罐，频率为每三天一次。

早、中、末三期养胎法

随着物质生活的丰富，网络和信息传播的发展，人们的健康和养生意识也提高了。很多准妈妈都通过网络平台或去医院咨询医生，想要宝宝更健康。在明代的《济阴纲目》中就明确指出，养胎要"逐月养胎"。

在这里，我们可以把整个孕期分成三个阶段：1~3 月为早期，此后的 5 个月为中期，分娩前的 2 个月为晚期。

孕早期：养胎气

准妈妈在怀孕初期，身体会发生很大的变化，所以情绪波动大，时而沉浸在喜悦中，时而紧张又焦躁。中医认为这是此时胎儿初长，母体的气血相对不足的缘故。在这个时期要格外注意固养胎气，因为怀孕的前 3 个月对孕妇来说也是关键时期，如果不多加注意，可能会引发先兆流产或者胎儿停止发育。准妈妈在怀孕初期，要注意以下几点：

1. 尽量穿舒适平稳的平底鞋。因为高跟鞋容易使盆腔紧张充血，对胚胎的发育有较大的影响。

2. 饮食要禁辛辣，不宜饮酒。孕妇在怀孕期间，要多食用安神清心、清淡的食物，比如山药、莲子、百合等。

3. 休息要充足，保持情绪稳定。如果休息不足，情绪起伏大，则会气血不顺，容易导致流产。

4. 外出要佩戴口罩，做好防护工作。外面环境污染严重，孕妇要少在雾霾天出行，尽量不去人口较为密集的场所。

5. 在怀孕初期，要禁止夫妻生活。

在怀孕初期，由于每个人体质不同，有的人可能会出现恶心、呕吐的现象，这主要是由胃气上逆引起的，就是中医中所说的"恶阻"。不必惊慌，在饮食中可以吃一些和胃止呕的食物，如竹茹和紫苏梗各 10 克煎水服用。

我建议在怀孕初期饮食以清淡、营养为主，其中山药桂花粥就是不错的选择。把大米煮烂后，加入适量的山药（山药去皮洗净），煮好后可以加入桂花。山药性平，滋阴益肾健脾，也有安胎的功效；桂花则清心安神。两者煮粥能够满足孕妇早期的营养需求。

孕中期：安胎气

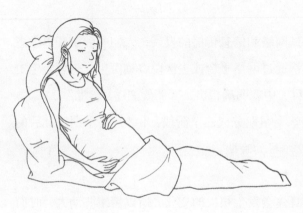

准妈妈在怀孕满三个月，身体状况相对稳定之后，往往会继续工作，这个时候就要注意安胎。只有母亲的身体强健，才能为胎儿源源不断地输送营养；如果母亲身体弱，则

胎儿的发育受阻，严重的可能会产生健康隐患。中医认为，脾胃是气血生化之源，是后天健康的根本。在这个时期，准妈妈们要注意以下几点：

1.在工作和生活中学会调节，劳逸结合。中医认为，久坐伤肾，久卧伤气，过于安逸会气血阻滞，过于劳累则会气血衰弱，所以要学会劳逸结合。尤其是在职场中，很多准妈妈的工作都需要长期坐在电脑前，这样一来盆腔的气血就不能及时流通，胎儿的代谢废物也不能及时排出，就会影响胎儿的健康成长。在这里就建议准妈妈每坐1个小时就站起来喝杯水，休息几分钟。如果需要出行，则要更多考虑舒适性和安全性更高的高铁、卧铺等。合理调整情绪，不要被负面情绪影响。古人也强调准妈妈要"目不视恶色，耳不听淫声"，这样能够保证气血运行顺畅，对胎儿的发育也会更好。

2.准妈妈要认识到胎教的重要作用。平时可以选择一些宁静、陶冶身心的活动，比如听舒缓的音乐、写字、背诵诗词等，这些对胎儿的身心健康都大有裨益。

3.注意降火。准妈妈在怀孕中期这一阶段，气血运行往往比较旺盛，所以火气会比较大，容易口渴、情绪烦躁，便秘等状况也会发生。所以准妈妈的饮食一定要清淡，不能过多食用辛辣刺激的食物，在饮食中可以增加一些滋阴降火的材料，其中麦冬、绿豆、鸭梨、芹菜等都是不错的选择；

4.预防妇科炎症。准妈妈在怀孕中期激素水平变化较大，加之局部潮湿，透气性不足，所以妇科炎症会多发，其中阴道炎尤甚。建议准妈妈可以用地肤子煎汤熏洗外阴。之所以选择地肤子是因为其较为天然，不会对胎儿产生负面影响，并且地肤子主要的功能就是解毒止痒、清热除湿。

在这个阶段的准妈妈可以多喝青柠蜂蜜茶。青柠含有丰富的维生素，去火健胃；蜂蜜则滋养气血。青柠和蜂蜜混合在一起服用，能够滋阴，有助于帮助准妈妈保持情绪稳定，还能减少妊娠纹的出现，具有一定的美容护肤功效。其具体的做法就是把青柠檬切开备用，加入蜂蜜，用热水冲饮，每天喝一杯。

孕晚期：利生产

在分娩前的两个月，胎儿已经成形，准妈妈往往面临着身体和精神上的双重压力。为了保证胎儿的健康顺利生产，准妈妈要滋补肝肾、益气养血，才能面对分娩和哺乳的挑战。在这个时期也要格外注意胎儿的身体健康，准妈妈可以从以下几点入手：

1. 分娩前要进行科学的检查。即便是在分娩前的两个月，对胎儿的健康也不能掉以轻心，要及时进行科学的检查，有情况可以找医生及时进行处理。有的准妈妈在分娩时才发现脐带绕颈，有的则因为羊水不足需要住院观察，这些都会对胎儿的健康不利。

2. 预防和治疗便秘。大家都知道，准妈妈在怀孕期间，子宫会对肠道形成压迫，所以便秘就是很大的困扰，有的甚至会诱发痔疮。中医认为，之所以会产生这种情况，是因为气血不足，肠液不足，所以缺乏推动力。较为常见的解决办法是外用开塞露，除此之外，还可以饮用决明子茶。把炒熟的决明子敲碎后用热水冲泡，每天一剂。此外，按摩小臂也能促进排便，小臂背面、腕横纹上方约三寸处有一个穴位叫"支沟"，每天饭后按摩几分钟，可以通便。

3. 分娩前两个月，准妈妈可以服用海参蛋羹以促进生产。海参补肾益气，土鸡蛋则滋养气血、安胎，准妈妈混合食用不仅能够增强体质，而且分娩后奶水会比较充足。其具体的做法就是海参泡发切丁，取土鸡蛋2个，加入适量的清水，放入海参，入锅蒸10~15分钟，出锅后根据自己口味加入葱、香油等材料。

很多准妈妈在怀孕期间会高度紧张，对吃什么做什么都特别谨慎，其实只要胎相稳定，准妈妈就可以按照自己的喜好进食。但是如果有先兆流产或者胎动不安的状况，就要忌食寒凉、滑利类食品，比如红豆、薏苡仁、螃蟹、甲鱼、红糖等。

会坐月子的女人一辈子好身体

坐月子是我国独特的传统。由于体质不同，很多西方女性在分娩后就该工作的工作，该逛街的逛街，但是在我国，坐月子是很严肃甚至很神秘的事情。老一辈人经常说："月子坐得好，很多病就都好了。"现在人们的生活条件好了，月嫂成为很多家庭的选择，从月嫂不菲的收入就可以看出来，很多人都非常重视女性坐月子。关于坐月子，很多人在认识上都有不少误区，今天我们就针对这些误区进行一些解答。

误区一：猪蹄鲤鱼汤可以下奶？

以前人们的生活条件差，准妈妈在分娩后，家人往往给其准备猪蹄鲤鱼汤滋补身体，帮助下奶，保证哺乳。但是现在生活条件好了，准妈妈在备孕和怀孕阶段的营养都较为充足，如果在生产后直接食用大量的猪蹄鲤鱼汤进补，则反而会给肠胃造成负担，引起胃络阻塞。而胃络通于乳房，胃络阻塞就会造成奶水出不来，反倒不利于哺乳。

我曾经遇见过一位患者，其在分娩后乳房胀疼，但是奶水一直出不来。她特别着急地来问我："是营养不够还是吃的东西不对啊？奶水出不来孩子饿得哇哇哭。"我一看她面色红润，舌苔较厚腻，脉象滑数有力，就问她是不是生产后喝了猪蹄、鲤鱼汤，患者点点头，说："为了下奶快，家人炖了好多猪蹄汤、鲤鱼汤啥的。"我说："这就找到问题了，吃点行气化痰的药，很快就下奶了。"

如果准妈妈在生产后有奶水，但是奶水较少，可以在猪蹄汤、鲤鱼汤中加党参、陈皮和王不留行，这样能够起到滋补但是不阻塞的作用。

误区二：产后不能洗澡洗头？

很多女性在生产之后往往会抱怨一个月不能洗头洗澡，家里人更是一直强调坐月子不能受风、不能洗澡，要不容易落下病根。这也让很多女性苦不堪言，女性本就爱干净，一个月不洗澡不洗头让人很是崩溃。之所以会出现这种说法，其实是因为女性在生产之后，抵抗力下降，机体防御外界风寒的能力不足，一旦被湿邪入侵，则会落下关节痛、头痛的病根。

但是如果一个月不洗头不洗澡，不美观也就罢了，产妇很容易因此情绪不佳然后上火，于是孩子吃奶之后也会出现上火症状。现在人们的物质生活充裕了，生活条件也好了许多，很多人家里都有暖气、空调、吹风机等，坐月子期间只要不出门一般不会受寒，所以可以适当地洗头洗澡，只要注意水温在 42 度左右，洗完后用干净的毛巾擦干，吹干头发即可。但是剖腹产和侧切的产妇则要在伤口恢复好之后才可以洗澡。为了保持干爽洁净，每天可以用温水擦拭爱出汗的部位，如腋窝、乳头，还可以在局部涂上爽身粉。

误区三：产后喝生化汤？

我们在学习中医时，都听到过这样一句话"生化汤宜产后尝。"很多准妈妈对此也有很大的疑问。其实生化汤是温经化瘀的，适用于虚寒体质的女性。因为在古代的时候，人们的生活水平普遍偏低，孕期女性的营养经常跟不上。但是现在人们的生活水平很高，很多孕妇都会上火、便秘，生化汤并不适合服用。对于营养较充足、爱上火的准妈妈，建议其食用化瘀、益气生津的食物。所以在原来生化汤的基础上可以增加贯众炭、苎麻根等凉血解毒的药材，这对调节产妇的身体状况是极为有效的。对于状态较为稳定的女性，用热水冲泡少量黑糖水就可以了。大家都知道，黑糖是没有提取过的蔗糖，铁元素丰富，能够起到很好的滋养气血、止血化瘀的作用。

如何应对产后的多汗、便秘、咳嗽

产妇在生产的过程中消耗了大量的元气，所以在分娩之后要进行悉心调理。而在《金匮要略》中，就记载有"产后三难"，总结出来就是多汗、便秘、咳嗽。

多汗：产妇在生产之后之所以会多汗，主要是在生产过程中消耗了大量元气，卫气失固，产妇会心慌、气短，不想吃东西。针对这种症状，产妇可以食用仙鹤草红枣茶。仙鹤草 20 克，红枣去核 3 枚，煮水喝，每天喝一剂，七天就会有效果。仙鹤草之所以会有这么大的功效，是因为其有收敛止汗补气的功效，而红枣则养血生津，所以两者混合能够缓解多汗症状。

便秘：产妇在生产时流失大量血液，肠液干涸，便会出现便秘的现象，有时还会诱发痔疮，给产妇的生活带来较大的不便。对于剖腹产或者侧切的产妇，则更要注意，因为用力排便会引发切口疝。建议产妇服用石斛润肠茶，石斛的主要功效就是养阴生津、润燥除烦。在石斛中，耳环石斛的功效是最佳的。取耳环石斛 20 克，清水煮 30 分钟之后，加入火麻仁 10 克煮 15 分钟，每日喝一剂。火麻仁能够润肠通便，石斛起能够促进肠道蠕动，保持大便通利。石斛和火麻仁性平，不会伤胃，也不会影响哺乳。

咳嗽：产妇在生产之后身体较为虚弱，风邪入侵肺经，往往会引发咳嗽，有的产妇因为体质问题，甚至会咳嗽到难以入睡，剖腹产和侧切产妇咳嗽会导致伤口难以愈合。在生活中建议食用杏仁粥。取杏仁 6 克，百合 10 克（泡发洗干净），大米 50 克。百合与大米一同煮粥，出锅前放入打碎的杏仁。每日一剂，连服一周。杏仁有宣肺化痰的功能，百合润肺止咳，大米健胃扶正，对产后体虚咳嗽有很好的功用。

月子饭多吃藕

产妇在生产后就晋升为妈妈了，其肩上的责任也就更重了，不仅要照顾好自己的身体，还要哺乳宝宝，所以饮食上要格外注意。一般来说，产妇的饮食要富含营养、清淡可口，这主要是因为产妇在生产之后肠道蠕动慢，元气损耗多，不能吃热量过高、性燥热的食物，否则妈妈上火后，宝宝也会火气大，影响身体健康。

总的来说，莲藕是女性坐月子期间的佳品。大家都知道，女性在生产之后，身体比较弱，需要进行悉心调理，又因为产妇要哺乳宝宝，所以饮食也是格外重要的。食物不能过热或过凉，因为很多产妇都会有恶露的问题。在医学领域有较高信任度的食物就是莲藕了。莲藕生津养血、润肠通便、止血化瘀，而且能够"熟补生清"，不管是生吃还是煮熟了吃，都有很好的功效。莲藕煮熟之后吃滋养气血、健脾养胃，生着吃则能凉血泻火。所以产妇也可以根据自己的情况选择莲藕的吃法，如果口干舌燥、小便短赤，大便秘结，就可以生吃莲藕，也可以榨汁；如果产妇没有食欲，恶露不尽，乳汁不充足，则可以把莲藕加热或者煮熟了吃。

除了莲藕，杏鲍菇、鹌鹑蛋、银耳、莲子、空心菜等都是产妇适宜食用的食物。

附录：小金方快速查询表

不适 / 证型	小金方	页码
受凉感冒	两根带须的葱白，生姜 3 片，熬成水加上红糖	P4
肚子胀，不想吃饭，恶心呕吐	生姜 10 克，半夏 7 克煎汁	P10
慢性腹泻	炒白术、蜂蜜各 250 克制膏	P11
胃溃疡	陈皮 10 克，红枣 10 枚泡茶	P12
肠毒	生大黄 3 克泡水	P13
胃疼	15 克生姜，胡椒 1 克，花椒 15 粒煎汁	P15
急性肠炎	蒜瓣 10 个，茶叶一小撮	P16
过食油腻不消化	山楂 20 克（把山楂用刀面压扁），陈皮 5 克	P17
五更泻	山药 150 克，栗子 20 个，糯米 150 克熬粥	P17
腹泻	茶叶泡水加醋	P18
老胃病	山楂 500 克（到药店买的山楂，不是市场上卖的），炒白术 250 克，陈皮 100 克，甘草 60 克，蜂蜜 250 克制膏	P20
阴虚口渴	绞股蓝 3 克，生甘草 1 克，麦冬 3 克（4 个），金莲花 0.5 克（4 朵），北沙参 4 克泡水	P21
打嗝	柿子蒂 5 个，生姜 3 片，大茴香 2 个	P22
成人腹泻	苹果 1 个，盐 5 克，茶叶 5 克，500 毫升水，煎汁	P25

不适 / 证型	小金方	页码
小儿腹泻	吴茱萸 6 克敷脚心	P26
小儿腹胀	生山楂 15 克冲开水	P28
小儿食积	鸡内金 1 个，研粉烙饼	P29
湿邪	陈皮 9 克，茯苓皮 24 克，生姜皮 6 克，桑白皮 9 克，大腹皮 9 克	P31
颈部和大脑循环不佳	荞麦皮做枕头	P35
骨痹	等量的仙人掌、鱼腥草做护膝	P36
足跟痛	威灵仙 50 克加水煎汁，再加入 50 毫升陈醋洗脚	P37
风寒湿痛	桑枝 1000 克，500 克蜂蜜制膏	P38
三叉神经痛	向日葵底盘煎汁	P39
腰酸背疼	仿生动作：趴在床上，撑开双手，伸直合拢双腿，撅起臀部，像猫儿拱起脊梁那样用力拱腰，再放下高翘的臀部	P40
鼠标手	手指伸展：双手在胸前合十，五指尽量张开，保持 30 秒左右，然后放松。重复 3~5 次。手指按压：一只手臂向前自然伸直，手掌直立，指尖向上，另一只手捏住四指指腹，轻轻向后拉伸，动作保持 30 秒左右，然后放松，注意要量力而行。做完一侧，再做另一侧。每侧做 3~5 次	P41
小儿多汗	蚕砂做枕头	P42
骨质疏松	山药、大枣、莲子、薏苡仁、粳米熬粥	P44
脖子酸疼	竹炭做枕头	P45

全家人的小金方——疑难杂症一扫光

不适 / 证型	小金方	页码
颈椎病	鸡血藤、乳香、没药、生麦芽、生白芍、川芎，比例为 2:1:1:2:3:1，做枕头	P46
腰部发凉	棉籽做枕头	P47
乏力、咳嗽、气短、多梦、消瘦、多汗	五味子 240 克，蜂蜜 250 克制膏	P48
中年精力衰退	黄精 500 克(去须毛)，干姜末 90 克，肉桂末 30 克制膏	P50
尿频	熟地黄 3 克，桑椹 2 克，肉苁蓉 2 克，怀牛膝 2 克泡水	P51
年老体虚	等份的山药和芡实打成粉熬粥	P52
心阴不足	等份的枸杞子、五味子，研末代茶饮	P57
肝火上炎	黄芩 100 克，柴胡 100 克，黄连 15 克，川芎、羌活、防风各 120 克，甘草 60 克制膏	P58
心脾两虚	党参、白术、黄芪、桂圆肉，取等份制膏	P60
上火	金银花 3 克，贡菊花 2 朵，金莲花 3 朵，麦冬 2 个，桔梗 4 片，甘草 2 片	P61
饮酒过量	葛花 5 克，茉莉花 1 克，三七花 1 克泡水	P63
肝郁失眠	炒枣仁 50 克，玫瑰花 10 克，西洋参 15 克，白芍 20 克	P64
气虚	人参叶泡水	P66
精神不振、爱忘事儿、心烦意乱	配方1：柴胡 150 克，白芍 200 克，当归 150 克，枳壳 150 克，郁金 150 克，山药 150 克，佛手 100 克，青皮 100 克，太子参 125 克，陈皮 100 克，白梅花 25 克，茯神 100 克，柏子仁 100 克，玉竹 150 克，莲子心 50 克，炙甘草 15 克 配方2：玫瑰花 25 克，冰糖 150 克	P68

不适 / 证型	小金方	页码
肺燥	北沙参 10 克，麦冬 10 克，百合 10 克，梨 500 克，川贝粉 6 克，冰糖 100 克，蜂蜜适量制膏	P69
视物模糊、飞蚊症	绿豆皮和菊花 2∶1 装枕头	P70
肝火旺	鲜菊花瓣 500 克制膏	P71
咽喉肿痛、青春痘、经常上火、手脚心热、爱发脾气	菊花做枕头	P73
湿邪重	半夏 150 克，陈皮 100 克，茯苓 150 克，甘草 60 克，薏苡仁 200 克，冬瓜皮 60 克，蜂蜜 1000 克制膏	P74
宫寒	熟地黄 200 克，山药 150 克，山萸肉 150 克，丹皮 90 克，泽泻 100 克，茯苓 100 克，菟丝子 100 克，杜仲 100 克，蜂蜜 1000 克制膏	P76
缺乏精力	等量的迷迭香、薄荷叶泡茶	P77
体力不足	橙子榨汁加少量盐	P78
气虚	人参 60 克，白术 100 克，茯苓 100 克，甘草 60 克，当归 100 克，陈皮 60 克，升麻 60 克，柴胡 60 克，山药 60 克，蜂蜜 1000 克制膏	P80
阴虚	熟地黄 200 克，山药 150 克，枸杞子 200 克，山萸肉 150 克，丹皮 90 克，泽泻 100 克，茯苓 100 克，麦冬 100 克，百合 100 克，蜂蜜 1000 克制膏	P81
血虚	当归 150 克，白芍 150 克，熟地黄 120 克，川芎 100 克，阿胶 100 克，大枣 100 克制膏	P83
血瘀	当归 150 克，生地黄 200 克，桃仁 100 克，红花 60 克，桔梗 60 克，柴胡 100 克，青皮 60 克，川芎 100 克，牛膝 100 克，山楂 100 克，蜂蜜 1000 克制膏	P84

不适 / 证型	小金方	页码
肝瘀	柴胡 100 克，陈皮 60 克，川芎 60 克，当归 100 克，枳壳 60 克，白芍 150 克，炙甘草 30 克，茯苓 150 克，香附 100 克，郁金 150 克，玫瑰花 100 克，蜂蜜 1000 克制膏	P86
预防呼吸道、消化道疾病	山楂和梨各 2 斤制膏	P87
易疲劳	龙眼制膏	P88
风寒感冒	葱白 2 根，姜 5 片，20 克豆豉熬水	P93
风热感冒	紫苏叶 10 克，薄荷 10 克，柴胡 10 克熬水	P95
头痛	白附子 3 克，川芎 3 克，白芷 3 克外敷	P97
低烧	青蒿熬水	P98
肺燥咳嗽	鲜百合 50 克，梨 1 个（切成小片、去核）加蜂蜜熬汁	P99
外感咳嗽	白萝卜 1 个，杏仁 10 克，陈皮 10 克熬水	P100
反复感冒	组方 1：白参 50 克，生黄芪 500 克，党参 300 克，白术 300 克，防风 250 克，麦冬 300 克，黄精 300 克，绞股蓝 250 克，五味子 250 克，山药 300 克，杏仁 200 克，陈皮 50 克，砂仁 20 克，炙甘草 30 克 组方 2：大枣 250 克，龙眼肉 250 克，红糖 200 克	P102
受寒邪	辣椒 500 克，胡椒 5 克，茶叶 10 克，食盐适量	P104
咽喉疼痛	茶叶 3 克，盐 1 克泡水	P105

不适 / 证型	小金方	页码
职业用嗓	冬凌草 4 克，甘草 1 克，桔梗 2 克，麦冬 2 克，百合花 1 克泡水	P106
嗓子干疼	金莲花茶，普通茶叶各 6 克泡茶	P108
咽炎音哑	木蝴蝶 5 克，冰糖少许	P109
肺气肿	每天吹气球 40 次	P110
气喘	潞党参 200 克制膏	P112
干咳	人参 36 克，茯苓 45 克，白蜂蜜 250 克，鲜生地黄 500 克制膏	P112
出斑	生薏苡仁 30 克，黄芩 10 克	P117
面色黯淡	鲜桃花 30 克，鲜桂圆肉 100 克，白酒 500 毫升	P118
皮肤缺水	鲜枸杞子 100 克（或干枸杞子 30 克），木瓜 50 克，白酒或红酒 500 毫升	P120
便秘	玫瑰花和洋甘菊各 60 克	P121
免疫力低下	玫瑰花 3 朵，芙蓉花 3 朵，柠檬片 2 片，蜂蜜或糖适量	P122
外阴瘙痒	蛇床子 50 克，煅白矾 9 克	P124
孕期、产后便秘	白木耳 15 克	P124
妊娠斑	冬瓜子、莲子、白芷各 5 克	P125
性子急，爱发脾气，大便干或便秘	冬瓜子 18 克，生薏苡仁 16 克，桃花 16 克	P126

不适 / 证型	小金方	页码
轻度痛经	月季花泡茶	P127
中度痛经	月季花、代代花各 15 克	P128
重度痛经	月季花 10 克，当归 10 克，丹参 10 克，白芍 10 克	P128
未老先衰	莲子 30 克，芡实 30 克，薏苡仁 30 克，桂圆肉 10 克，蜂蜜适量	P129
女性身体弱、爱生病	阿胶 150 克，熟地黄 300 克，党参 300 克，黄芪 150 克，枸杞子 150 克，白术 150 克制膏	P131
肥胖	槐角 18 克，冬瓜皮 18 克，山楂 15 克，乌龙茶 3 克	P132
白发	桂圆肉 10 克，莲子 15 克，大枣 10 枚，粳米 50 克熬粥	P134
缺乏保养	金莲花 3 朵，玫瑰花 5 个，千日红 3 朵，三七花 3 朵，百合花 6 朵，木蝴蝶 5 片	P135
衰老	人参 60 克，白术 100 克，茯苓 100 克，当归 120 克，白芍 120 克，熟地黄 150 克，山萸肉 100 克，何首乌 150 克，龟甲胶 100 克，蜂蜜 1000 克制膏	P136
低血压	人参 30 克，肉桂 30 克，白术 50 克，茯苓 50 克，黄芪 50 克，炙甘草 20 克，当归 50 克，白芍 50 克，川芎 30 克，熟地黄 50 克制膏	P141
高血压、高血脂	绞股蓝 8 克，决明子 10 克，生山楂 3 克，丹参 5 克泡茶	P143
降血压	罗布麻 10 克，山楂 5 克，五味子 5 克，冰糖适量	P144
高血压、头痛头晕	菊花、槐花、绿茶各 3 克	P145

不适 / 证型	小金方	页码
高血压、高血脂	山楂 25 克，荷叶 10 克	P146
中风	槐花 6 克	P148
糖尿病	糯米（炒黄）、桑白皮各 30 克熬粥	P149
老人健忘、少睡、便秘	茯苓 300 克，松子仁 100 克，柏子仁 100 克，蜂蜜 100 克	P150
糖尿病眼底出血	翻白草 5 克，葛根 2.5 克，沙苑子 2.5 克，天花粉 3 克，麦冬 3 克	P152
健忘	松子仁、核桃仁各 500 克，蜂蜜 250 克制膏	P154
心悸、头昏、乏力	天门冬、熟地黄、党参（古全称是上党人参，简称党参）各 250 克，外加上五味子 60 克制膏	P156
头晕目暗、腰膝酸软	党参 1000 克，枸杞子 500 克，蜂蜜 200 克制膏	P157
脂肪肝	荷叶 1 克，决明子 4 克，生山楂 3 克，玫瑰花 5 朵，桑椹 3 克	P159
口腔溃疡	莲子心 3 克泡水	P164
肾炎、胆囊炎	玉米须 30 克泡水	P164
牙痛	口含风油精	P165
口臭	柠檬 2 片，金莲花 3 克泡水	P166
脱发	侧柏叶 5 克，熟地黄 8 克，制首乌 3 克，桑椹 2.5 克，生黄芪 4 克	P167
手脱皮	夏枯草 100 克外洗	P169

不适 / 证型	小金方	页码
空调病	鲜生姜 9 克，红糖适量	P169
手上多汗	选白矾 10~20 克，白萝卜 1 个。把白萝卜煮熟后打成碎末，然后把白矾磨成粉均匀地混在白萝卜中。晚上睡觉前，把药末敷在手上，然后用纱布包好，第二天一大早起床后洗掉	P170
出脚汗	丝瓜络 12 克，地骨皮 15 克，煅白矾 10 克，艾叶 6 克，川椒 10 克熬汁外洗	P172
脚垫	丝瓜络 12 克，地骨皮 15 克熬汁洗脚	P173
烫伤	茶叶熬水	P174
顽固性口腔溃疡	吴茱萸 150 克捣碎，取适量敷脚心	P175
脚癣	黄柏 15 克，苦参 15 克，白鲜皮 15 克，艾叶 15 克，石榴皮 15 克，花椒 10 克	P176
少白头	桑椹 500 克，蜂蜜 60 克制膏	P178
痱子	西瓜皮 150 克，绿豆 50 克，冰糖 20 克熬水	P181
夜啼	蝉蜕 10 克，通草 5 克，竹叶 5 克	P182
小儿个子矮、身体瘦	党参90克，太子参90克，南沙参90克，熟地黄90克，制首乌60克，白术90克，当归60克，白芍90克，黑豆90克，木香15克，白扁豆90克，山药90克，仙鹤草90克，功劳叶90克，茯苓60克，制五味子15克，石菖蒲30克，浮小麦15克，炙甘草15克，牡蛎150克，煅牡蛎150克，陈皮45克，炙远志15克，大枣300克，白糖200克	P184
肛肠病	炒槐花，研成细末，用蜂蜜拌匀	P185

不适 / 证型	小金方	页码
产后体虚	香菇、花菇各 5 朵，海参 1 条	P190
备孕	小米 60 克，瑶柱 4 ~5 粒，泡发的海参 2 条	P192
月经不调、乳腺增生	玫瑰花 6~10 克，鸡蛋 2 个，放在一起煮 20 分钟左右，根据个人的喜好加入红糖，喝汤吃鸡蛋	P194
孕期呕吐	竹茹、紫苏梗各 10 克煎汁	P196
孕期便秘	决明子泡茶	P198
产后多汗	仙鹤草 20 克，去核红枣 3 枚煎汁	P200
产后便秘	耳环石斛 20 克，火麻仁 10 克煎汁	P201
产后咳嗽	杏仁 6 克，百合 10 克（泡发洗干净），大米 50 克熬粥	P201